死ぬまで歩くにはスクワットだけすればいい

順天堂大学医学部教授
小林弘幸

幻冬舎
GENTOSHA

死ぬまで歩くにはスクワットだけすればいい　目次

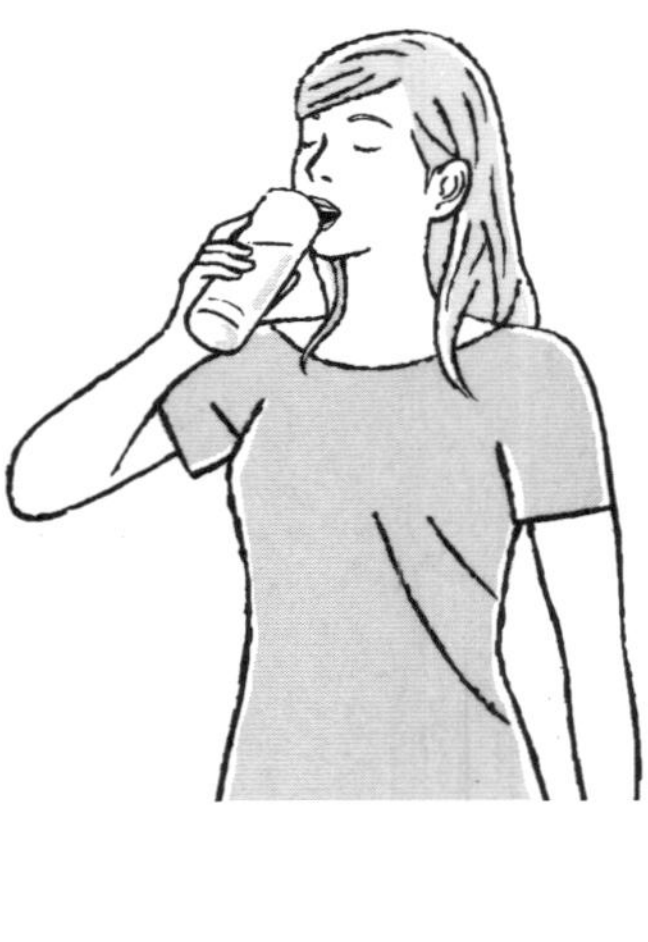

第1章

なぜスクワットなのか？

第2章 実践スクワット

第3章 実はすごい！ スクワットの効果

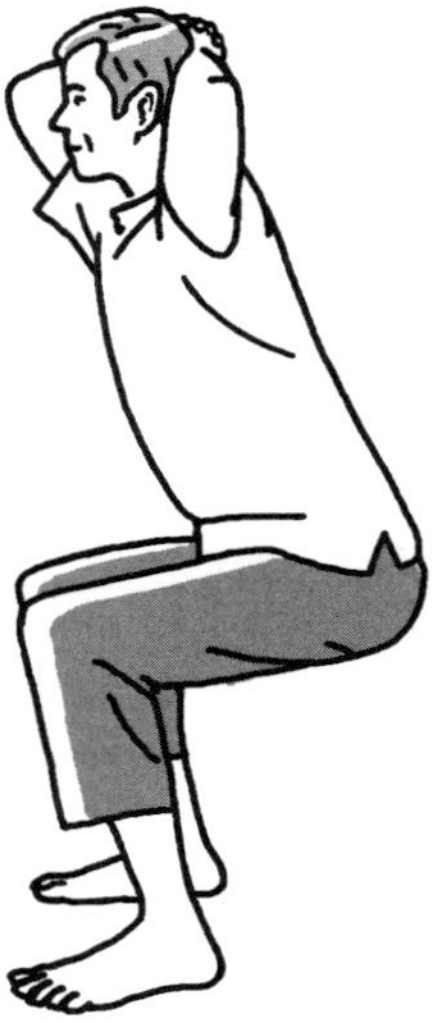

第4章 スクワットで心も若返る！

第5章 スクワットの効果を高める健康習慣

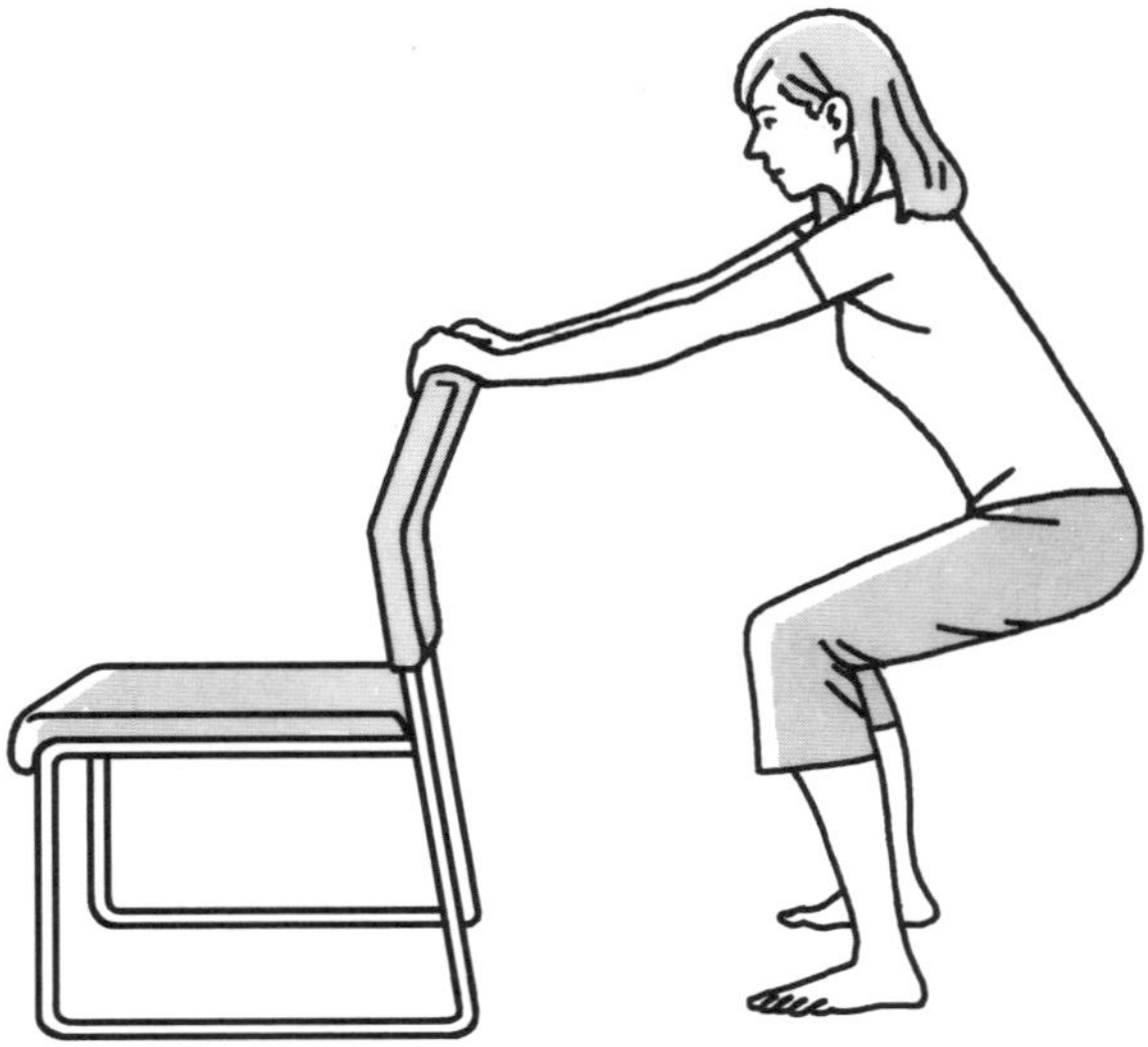

はじめに

メンタルだけで乗り切れるほど、人間の体は甘くない

正直に申し上げると、私はもう、いろいろなことが面倒くさいと感じていました。50歳を過ぎたあたりからでしょうか。あれをしたい、これをしたいという能動的な思いがほとんどわかなくなりました。たまに旅行に誘われても、準備や移動の手間暇を考えると面倒くさいという思いが先に立ち、ネットで景色を見れば充分だと思う始末です。

そんな自分を「このままではいけない」と漠然と思い、「今日も一日がんばるぞ！」と毎朝気合いを入れるのですが、重たいカバンを持って歩いているだけで疲れ、横断歩道を小走りしただけで息が切れます。そして職場に着くころには、もうぐったり。朝入れたはずの気合いはすっかり消え失せ、なんとなく一日を流れに任せてやり過ごすような毎日が続いていました。

なぜ、こんな自分になってしまったのか？

50歳を過ぎたあたりから、私は無意識に残りの人生を逆算するようになりました。平均寿命まであと何年、年金が支給されるまであと何年、定年まであと何年……。若いころは、残りの人生が見えないからこそ希望を持つこともできたし、楽しかった。でも50歳を過ぎると、人生はほぼ形作られ、その輪郭の中でしか未来を描けません。「どうせ先は見えている」という思いが根底にあるから、若いころのようにアクティブにもなれません。しかも、未来のさらにその先には「死」があります。そのため、先が見えるからこそ見たくないという思いにとらわれ、私は50歳を超えてからの数年間、無気力になっていたのです。

しかし昨年、そんな私を変える、ある出来事がありました。

なんと私は、死にかけたのです。

ゴホゴホ、ゴホゴホ、咳が止まらず、まともに呼吸ができなくなってしまいました。いったん咳が出始めると息を吸うことも吐くこともできません。咳のしすぎで、腹筋が内出血を起こしたほどでした。

最初は、1時間おきに咳が出る程度でした。ちょうどニューヨークへの出張を控えていためめ「どうしたんだろう。喘息《ぜんそく》かなぁ?」と思いながら、いろいろな薬を持って出張へ行きました。

ニューヨークへ着くと、症状はさらに悪化。咳が止まらないどころか、呼吸が止まるようになりました。

とはいえ、私は医者なので、そういうときはパニックを起こさないことが大切だと承知しています。パニックに陥ると余計呼吸が乱れ、下手をすると命を落としかねません。ですから「大丈夫、すぐに元に戻る」と自分を落ち着かせるのですが、呼吸をできない数十秒間は、とてつもなく長く感じます。「いち、に、さん、よん……」。呼吸が戻るまでの時間をカウントしながら、大丈夫だとは思っていても、「死」という言葉が頭をかすめることもあります。そんな死と隣り合わせの状況を数時間おきに1週間ほど繰り返しました。

病名は「急性喉頭蓋炎《きゅうせいこうとうがいえん》」でした。喉頭蓋が急激に腫れることで気道をふさぎ、窒息に至るケースが多い病気です。

今はだいぶ症状も落ち着きましたが、思いがけず死にかけたことで、普通に呼吸をできることがどれだけ幸せか、毎日朝を迎えられることがどれほど恵まれたことなのか、ひしひしと感じました。

そして私は、「せっかく生きているのに、一日をぼーっと、流れに乗って過ごすだけではもったいない」と強く思うようになりました。

残りの人生、一日一日を大切に笑顔で過ごすために欠かせないのは、やはり健康です。体がなまっているのはわかっていたので、さっそく運動することを決意しました。でも、ジムに通うほどの気力はありません。運動靴を買いに行くのすら面倒です。気持ちのうえでは、「もっとアクティブに生きよう！」とスイッチがオンになったのに、どうしても体がついてきません。メンタルだけで乗り切れるほど、人間の体は甘くないのです。

足がダメになると人生すべてがダメになる

そこで私は、まずエスカレーターやエレベーターに乗るのをやめて、階段を使うことにしました。ジムに通うのは少々ハードルが高いですが、それくらいならできます。

とはいえ、これも最初は大変でした。2階へ上がるだけでも息が切れるし、腿《もも》が上がらないので、つまずきそうにもなります。そしてそのたびに、「やっぱり歳《とし》だな。もうダメだな」と、気持ちが沈んでしまうのです。

それでも、なんとか1～2週間ほど続けると、だんだんスムーズに上れるようになってきました。

すると、こう思うようになったのです。

「なんだ、まだ意外とイケるじゃないか」

運動を始めた当初は、このままではいけないという漠然とした危機感が、原動力のすべてでした。

しかし、足腰が強くなるにつれて、できる自分が単純にうれしくなってきました。

昨日できなかったことが、今日はできる。そして「きっと、もっとできる！」という明るい気持ちが広がってくるのです。この感覚は、久しぶりに味わいました。

今、私は日常生活のあらゆるシーンで、「調子がいい！」と感じています。

老後、最もこわいのは、動けなくなることではないでしょうか。自分の力で自由に動けない生活は、いろいろなものを奪います。

自尊心、生きる楽しさ、未来への希望、金銭的な余裕……など。つまり、**足がダメになると、人生すべてがダメになってしまう**恐れがあるのです。しかも、足がダメになった原因が、事故や病気ではなく、単純に運動不足にあるとしたら、いたたまれないでしょう。

老後を天国にするか地獄にするかは、今の自分にかかっています。

「スクワット」をすれば、心も体も若返る！

階段を使うことで、調子がよくなった私は、どうしたらもっと効率よく足腰を鍛え、健康になれるかを考えました。そしてたどり着いたのが「スクワット」なのです。

スクワットというと、おなじみの運動過ぎて逆にピンと来ないかもしれません。

「なんで今さらスクワット？」「スクワットなんて誰でもできる」「足腰は強くなりそうだけど、それだけでしょう？」など、いろいろな疑問がわくことでしょう。

たしかに、スクワットは誰もが知っている一般的な運動です。体育や部活動などで実践したことがある方も多いでしょう。しかし、そのやり方はさまざまです。両手を頭の後ろで組む人もいるし、前に伸ばす人もいる。ひざを大きく曲げる人もいるし、お尻を突き出すように行う人もいる。なぜそんなにバラバラなのか？　それは「スクワットは、ただ、しゃがめばいい」と思われているからです。そのため、これほど一般的な運動であるにもかかわらず、実は未だに正しいフォームが確立されていないのです。

正しいフォームとは、最も健康効果を高めるフォームのことです。同時に、誰が行ってもケガやアクシデントが起こりにくい、安全なフォームのこと。

そこで私は、医学的知見をもとに、健康効果を最大限に高めるとともに、誰もが安心して行える正しいスクワットの方法を検証しました。

最初は、私自身も「階段をラクに上るため」という、ちょっとしたきっかけで始めたスクワットでしたが、効果を調べていくと、実におもしろいことがわかりました。**スクワットには、足腰を鍛えるだけではなく、免疫力向上、認知症予防、尿漏れ防止、便秘改善、心を前向きにする作用**など、たくさんの驚くべき効果が隠されていたのです。

スクワットをすることで、これからのあなたの人生は確実に変わります。今日をイキイキと過ごすエネルギーにあふれ、明日に突き進むような前向きさと、それを支える軽やかな肉体が手に入るでしょう。

たかがスクワット。されどスクワット。この本でお伝えする正しいフォームを実践していただければ、必ず素晴らしい未来が拓《ひら》けます。

スクワットは究極の全身運動であり、最強の健康法である

❶ 全身の筋肉を効率よく鍛える
だからフットワークの軽い体が手に入る！

しゃがむ動作を繰り返すスクワットは、実は、全身の筋肉を鍛えることが可能です。歩く動作に欠かせない「大腿四《だいたいし》頭筋《とうきん》」（太ももの前側）をはじめ、腸をリズミカルに収縮させて内容物を押し出す「腸の筋肉」や、便が漏れるのを防ぐ「肛門括約筋」、尿漏れを防ぐ「骨盤底筋群」など、ふだんは意識すらしていない筋肉にも効果てきめん。一般的な筋トレでは鍛えにくい筋肉にも働きかけることができるので、体の内側から元気に。

❷ 体のすみずみまでサラサラの血液が巡る
だから老化・病気を防げる！

頭のてっぺんから足の先まで、全身に酸素と栄養を送り届ける血流は、健康の要。スクワットによって血流を促すことで、さまざまな効果が期待できます。

認知症予防／心臓病のリスク低下／脳疾患のリスク軽減／動脈硬化を防ぐ／糖尿病を防ぐ／骨粗鬆症《こつそしょうしょう》の予防／寝たきり防止／免疫力アップ／冷え症改善／首コリ・肩コリ改善／自然治癒力アップ／肌のハリ感アップ／デトックス……など。

❸ 自律神経のバランスを整える だから心が常に晴れやかに！

息切れするようなハードな運動を行うと、自律神経のバランスが乱れます。しかし、ゆっくり、深い呼吸とともに実践できるスクワットなら、自律神経のバランスを整えることが可能。心が穏やかになるので、ちょっとしたことでイライラせずに、毎日を笑顔で幸せに過ごせます。

第1章

なぜ スクワットなのか？

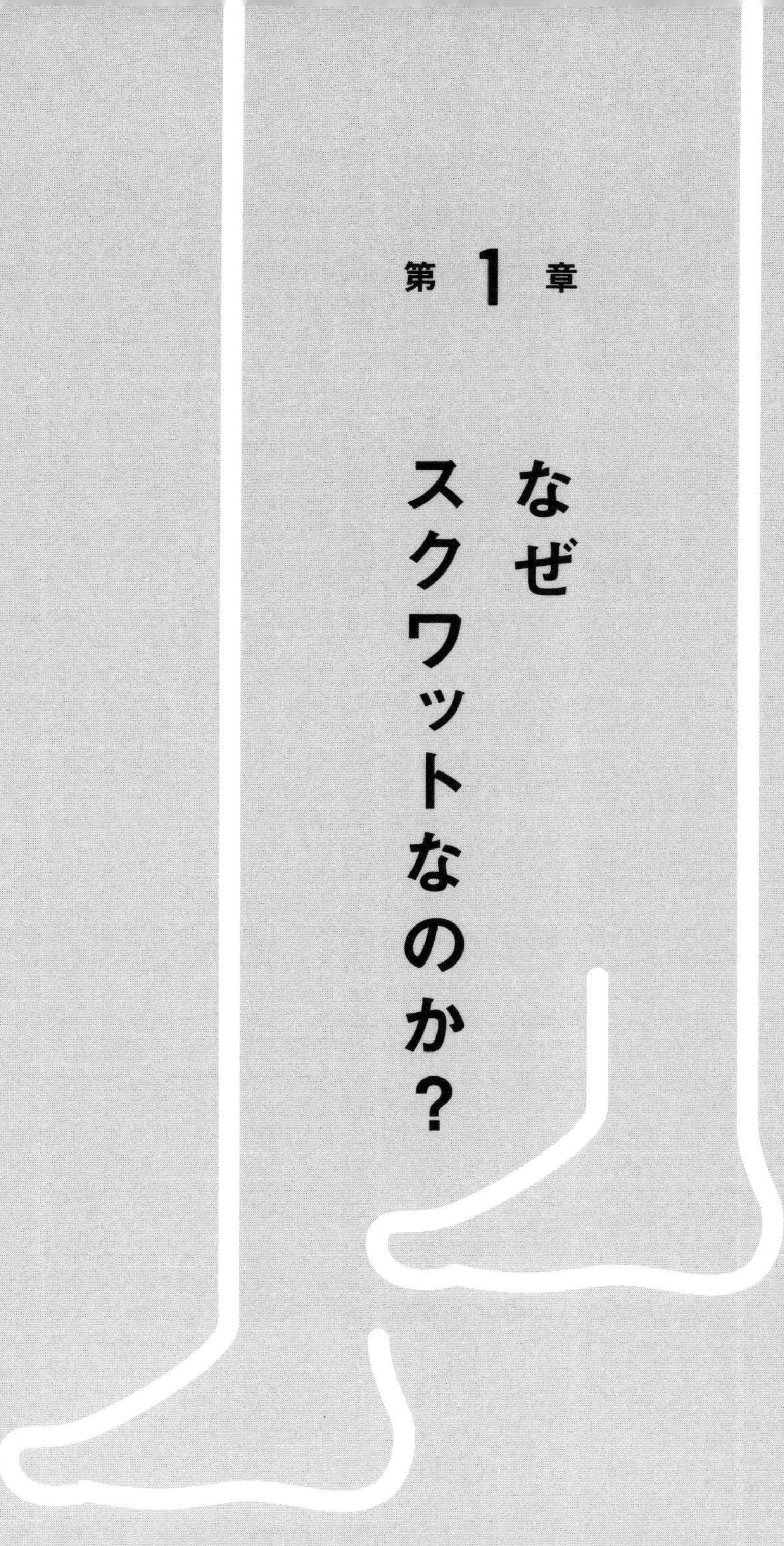

寝たきりにならないために

日本は世界第1位の長寿国です。しかし、そんな日本人の「寝たきり年数」を見ると、かなり悪い結果であることをご存じでしょうか。

「寝たきり年数」というのは、平均寿命から健康寿命（健康上の問題で日常生活が制限されることなく生活できる期間）を引いた年数を表した造語です。

男性：（平均寿命）80・21歳―（健康寿命）71・19歳＝（寝たきり年数）9・02年
女性：（平均寿命）86・61歳―（健康寿命）74・21歳＝（寝たきり年数）12・4年
〔出典：厚生労働省　健康日本21（第二次）推進専門委員会審議会資料　２０１４年〕

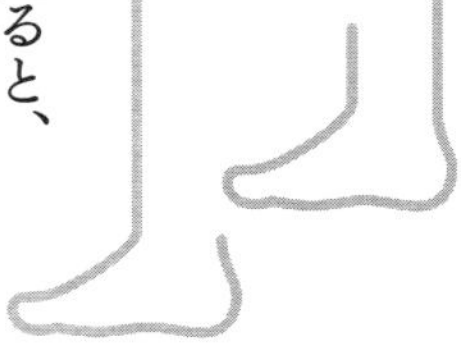

他国の「寝たきり年数」の平均は7年程度であるのに対し、なんと日本の場合は約10年にも及びます。差し引いているのは健康寿命なので、必ずしも寝たきりとは限りませんが、

自分ひとりの力で自由に生きられない期間が、これほど長いことに驚かれたのではないでしょうか。

あなたが望む未来は「ただ生きている」ことではないはずです。介護や支援を必要としたり、寝たきりになったりすることなく、好きなときに、好きな場所へ自由に行ける体でありたい。元気に長生きできなければ意味がない。そう思っているのではありませんか？

- ひざや腰が痛くて思うように動けない
- トイレに行くにも、いちいち人の手を借りなければならない
- 体の節々が24時間痛んで、ゆっくり眠ることもできない
- かわいい孫を、抱っこすらできない
- ただただ、天井を眺める毎日……

こんな自分を、想像するのは難しいかもしれません。

今は、体に多少ガタが来ているとしても、日常生活に不自由はない人がほとんどでしょう。だから、差し迫った問題として自分の体と向き合えず、運動の必要性を感じていても

先延ばしにしてしまう。それは仕方のないことだと思います。
しかし、年齢を重ねても、自分の体を省みることなく過ごしていると、イキイキと過ごす明るい未来が手に入らないかもしれません。その恐れは、大いにあると言えるでしょう。

歳をとると人体には3つの大きな変化が

老後も元気に過ごすために、今、私たちにできることは何なのでしょうか？　その答えを出すためにはまず、今の体の状態を知る必要があります。

加齢とともに、私たちの体は何がどう変わるのか。どんな機能が衰え、どう対処するべきなのか。それを考えてみましょう。

人は、歳をとるとさまざまな機能が低下します。その中でも、特に心身への影響が大きいものを挙げるとしたら、私は次の3つを挙げるでしょう。

❶ 筋力低下
❷ 血流悪化
❸ 自律神経のバランスの乱れ

これは、歳をとると誰の体にも起こる3大変化です。

そして困ったことに、この3つは互いに影響を与え合っているため、ひとつが生じると連鎖的に他の2つも生じ、どんどん体の調子が悪くなっていきます。

でも、ご安心ください。何もしなければ必ず見舞われるこの3つの変化は、どれも自分の力でコントロールすることが可能です。つまり、**この3大変化さえ制御できれば、天寿を全うするまで元気に歩き、笑い、心まで若々しく過ごせるのです。**

それでは、この3大変化について、順にご説明していきましょう。

人が老いを感じるのは足腰が衰えたとき

気持ちはまだまだ若いのに、体がついてこない場面は日常にあふれています。

たとえば横断歩道を渡るとき。青信号が点滅し始めたので小走りになる。頭の中のイメージでは、颯爽《さっそう》と走りぬけている自分がいます。でも現実は、足がもつれる感じがして昔みたいにカッコよく走れない。愕然《がくぜん》としますよね、若いころのようなキレのある動きができない自分に。

人間が老いを自覚するのは、足腰の衰えを感じたときではないでしょうか。歩く、立つというのは、一日に何度も繰り返す動きなので、私たちはちょっとした違和感も敏感に察知します。「いつもと何かが違う」。そんな体の不具合は、足腰の衰えに端を発していることが多いのです。

実際、加齢による筋力の低下は、上半身よりも下半身のほうが顕著です。一般的に、筋肉量は20代をピークに減少し始めますが、大腿四頭筋の老化は特に深刻で、**70歳までに約**

年齢と筋肉量の推移（大腿四頭筋）

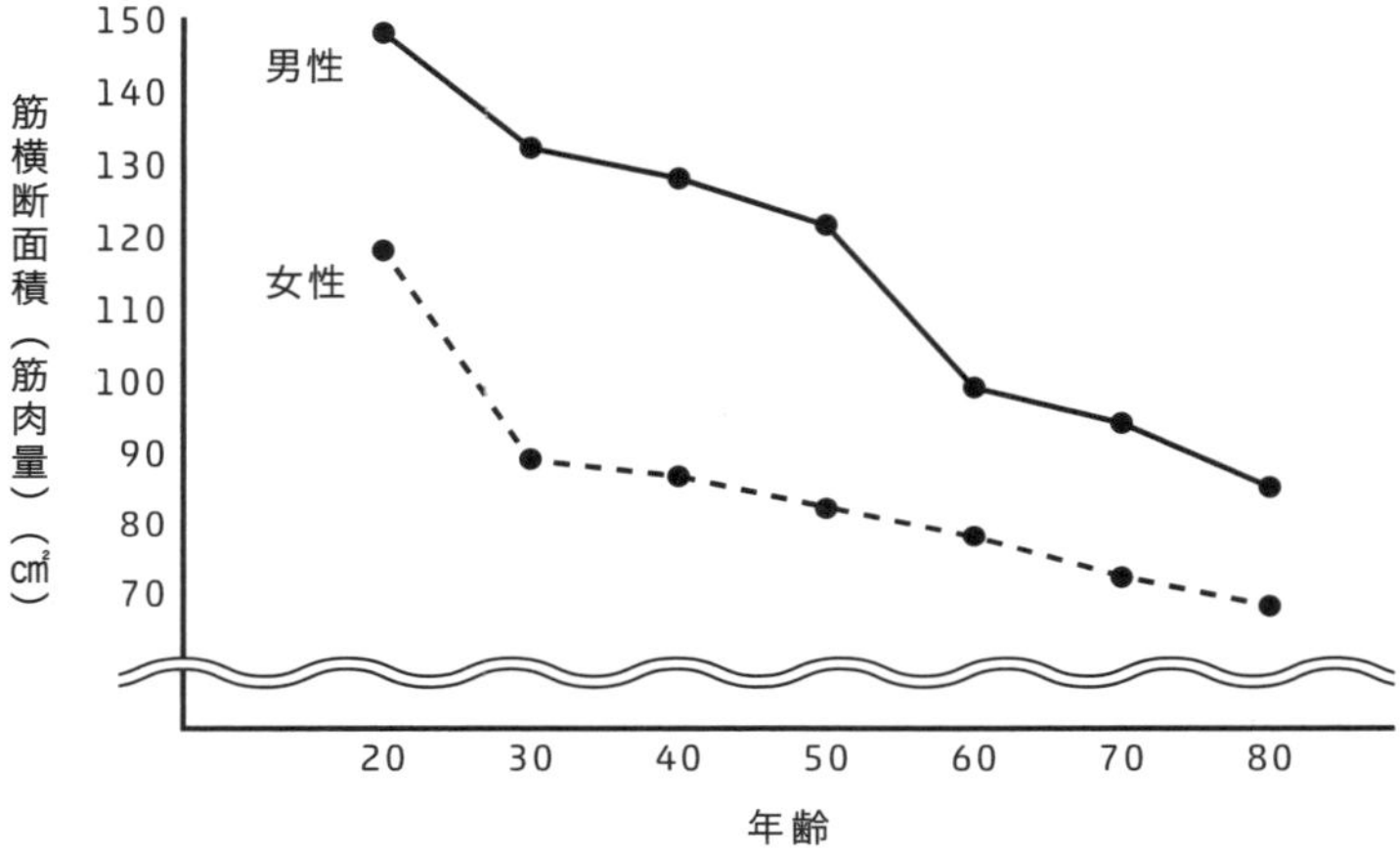

出典：筑波大学大学院　久野研究室

3分の1の筋肉が失われてしまいます。

では、下半身の筋力が低下すると、具体的にどのようなリスクがあるのでしょうか。

- 動悸、息切れ
- 冷え
- むくみ
- 心臓病
- 糖尿病
- 骨粗鬆症

ざっと挙げただけでもこれだけあります。

下半身の筋力が低下するということは、単純に「歩くと疲れる」「つまずきやすくなる」だけではなく、**全身にさまざまな影響が及ぶのです。**

下半身には、重力の影響で約70%の血液が集まっています。そのため、**下半身の筋肉には、血液を心臓へ戻すポンプ機能が備わっています。**筋肉が収縮・弛緩《しかん》を繰り返すことによって、まるで乳搾りのごとく、血液を上半身にスムーズに押し上げることができるのです。

ところが、下半身の筋力が低下すると、充分な血液を心臓へ送ることができなくなります。そのため、心臓自身が、下半身のポンプ機能を補うために圧力を上げます。その結果、心臓の働きが低下して、動悸や息切れ、冷えやむくみなど全身に悪影響が及びます。

また、筋肉量が減ると体内の糖が消費されにくくなるため、血糖値が上がりやすくなります。脂肪が蓄積し、血管の老化も進むため、糖尿病や心臓病のリスクも高まります。

さらに、筋肉と骨の関係も見過ごすことはできません。

骨は、筋肉を使うほど刺激されて強くなります。中でも、太ももの筋肉は特に関係が密接で、**太ももの筋肉量が多い人ほど骨の強度も高い**ことがわかっています。逆に、筋肉量が少ない場合は、骨へ与える刺激が減り、骨が弱くなって、骨粗鬆症になりやすくなってしまうのです。

下半身の筋力不足が寝たきりの引き金に

下半身の筋力低下がＱＯＬ（生活の質）へ与える影響も決して小さくはありません。

足腰が弱まれば、少しの距離を歩くだけでも疲れますし、立ったり座ったりするのも大変です。きっと、朝起きて「よっこらしょ」と立ち上がった瞬間に、自分が年老いたことを思い知らされてフットワークが重くなり、どんどん「年寄りらしい生活」を強いられていくことでしょう。

寝たきりになるきっかけとして最も多いのは、脳梗塞・脳出血などの脳血管障害ですが、その次に多いのは、実は骨折です。高齢者の筋肉量は1週間寝たきりでいると20%、5週間で96%も落ちてしまうため、骨折の療養を機に、自力で歩けなくなるケースが多く見られます。

特に次のような人は、下半身の筋力が衰え始めている恐れがあるので注意が必要です。

- 歩くのが億劫《おっくう》になった
- ちょっとした段差につまずきやすい
- 歩くのが遅くなった
- 歩幅がせまくなった
- 家にいるときは、横たわっていることが多い

下半身の筋力が低下すると、歩く機会が減り、それによってさらに筋力が低下するという悪循環に陥ります。友達と旅行をしたり、孫と遊んだり、趣味を楽しんだり、**QOLを維持するためには、自由に動ける丈夫な足腰は不可欠**だと言えます。

加齢によって血流のネットワークが崩壊する

続いて、加齢で生じる人体の3大変化の2つ目「血流悪化」について考えてみましょう。

心臓を出た血液は、動脈を通って全身に送られ、約1分間で全身を巡って、また心臓へ

と戻ってきます。この流れのことを「血流」と言います。
全身を巡る血液には、主に次のような役割があります。

- 水分を保つ
- 酸素や栄養を届ける
- 老廃物を回収する
- 免疫細胞を運ぶ
- 体温を維持する

血流がよければ、私たちの体にある37兆個の細胞の一つひとつに酸素や栄養、熱が届き、不要なものが排出されます（ちなみに人体の細胞数は、以前は60兆個とされていましたが最近は37兆個という説が有力です）。そして、細胞はスムーズに生まれ変わりを繰り返し、元気で若々しい体が育まれるのです。

しかし、残念ながら**血流は、加齢とともに滞りやすくなります。**

血流が低下する原因は、運動不足やホルモンの乱れ、タバコ、アルコールなどさまざまですが、特筆すべきは加齢にともなう毛細血管数の減少です。

2008年に発表されたベルギーのリエージュ大学病院の研究によると、60歳以上の人の毛細血管の数は、20代の人に比べて40%も減少していることが明らかになりました。

もしかすると「毛細血管が40%減少」と聞いても、あまりピンと来ないかもしれません。「毛細血管はすごく細い血管でしょう？　それが40%減少したところで大した影響はないのでは？」と思われる人もいるでしょう。

しかし、そうではないのです。実は、毛細血管は全身の血管の99%を占めており、酸素や栄養を届けられるのは毛細血管だけ。大きな血管を構成している細胞に栄養を供給するのも、毛細血管の役割です。

したがって、太い血管が弾力のある健康な状態であるためには、毛細血管の血流がよいことが不可欠。そして、全身の37兆個の細胞に栄養を供給するためにも、やはり、毛細血管の血流がよいことは欠かせないのです。血流が悪くなり、全身の細胞に酸素や栄養を充分に届けられなくなるということは、肝臓や肺など、臓器のエネルギーも不足するということ。さまざまな機能低下や病気を招くのは明らかでしょう。

男性は30歳、女性は40歳を境に自律神経のバランスが崩れる

加齢とともに低下するのは、筋力と血流だけではありません。**自律神経のバランスも崩れやすくなります。**

さて、自律神経とは一体何なのでしょうか。

たとえば、ふだん私たちは「よし、血液を流すぞ！」と意識しなくても、血液を巡らせることができています。

もちろん、人によって血流の良し悪しはありますが、血液がそこに留まり、まったく流れないということはありません。なぜそんなことができるのかというと、それは自律神経が作用しているからなのです。

自律神経は、人体の血管すべて（つなげると地球約2周半分にも及びます）に沿って走っている神経で、内臓器官のすべて、**特に血流をコントロールしている神経です。**

先ほど、血流のご説明をした際にも申し上げましたが、全身の細胞に酸素と栄養を送り

届けることが健康の要です。したがって、血流をコントロールしている自律神経を良好に保つことは、健康維持に欠かせません。

自律神経は、血流をコントロールするほか、体温調整や胃腸運動、免疫なども司《つかさど》っています。脳から司令を受けなくても、独自に機能できる人体の重要な生命維持装置なのです。

しかし、残念ながら自律神経の働きは、加齢とともに鈍ってしまいます。

男性は30歳を境に、女性は40歳を境に、自律神経を構成する２つの神経「交感神経」と「副交感神経」のバランスが崩れてしまい、以後10年ごとに15％ずつ働きが低下していくことが明らかになりました。

自律神経のバランスが崩れると、血流が悪くなるのはもちろん、心身にさまざまな不調が起こりやすくなります。

- 免疫力低下
- 糖尿病
- 高血圧
- 全身の倦怠感

- 頭痛
- 肩コリ
- 動悸
- 不整脈
- 不眠
- 便秘
- イライラしやすくなる
- 集中力が続かない

自律神経は、全身を走っている神経なので、不調も全身に及びます。それは、人生の質が低下することに他なりません。

自律神経のバランスが整うと体・脳・心の調子がすべてよくなる

自律神経のバランスについては、健康を考えるうえでとても大切なので、もう少し詳しくご説明しておきましょう。

交感神経は、車にたとえるとアクセルのようなもので、交感神経の働きが高まると、血管がキュッと収縮し、血圧が上昇します。気分は、高揚したりイライラしたり、テンションの高い状態になります。ちなみに、「火事場の馬鹿力」という言葉がありますが、それは交感神経が極度に高まった状態のこと。副腎皮質からアドレナリンが分泌されることで、脳のリミッターが外れ、通常は20%ほどしか使っていないと言われる筋力を100%使えるようになるのです。

いっぽう副交感神経は、車にたとえるとブレーキのようなもの。副交感神経の働きが高まると、体はリラックスモードになり、心は穏やかになります。血管は適度にゆるみ、血圧が低下します。

そして、**体と心が最もよい状態で働くのが、交感神経も副交感神経も、ともに高いレベルで作用しているときです。**交感神経と副交感神経は常にバランスをとり合っていますが、シーソーのようなバランスのとり方をしているわけではありません。交感神経が10のレベルで作用しているならば、副交感神経も10のレベルで働くことが理想的なのです。

自律神経のバランスが高いレベルで整っていると、交感神経が血管を収縮させ、副交感神経が血管をゆるめるということが交互に起きます。血管がリズミカルに脈打ち、血流がスムーズになるので、全身の細胞に酸素と栄養が行き渡り、調子がよくなります。脳に酸素と栄養がたっぷり補給されることで、意識も良好に保てます。高い集中力や直感力を備え、心穏やかでありながらも、ぼーっとするわけではありません。つまり、体・脳・心が、最高のパフォーマンスを発揮できるのです。

自律神経のバランスが心身の状態を決める

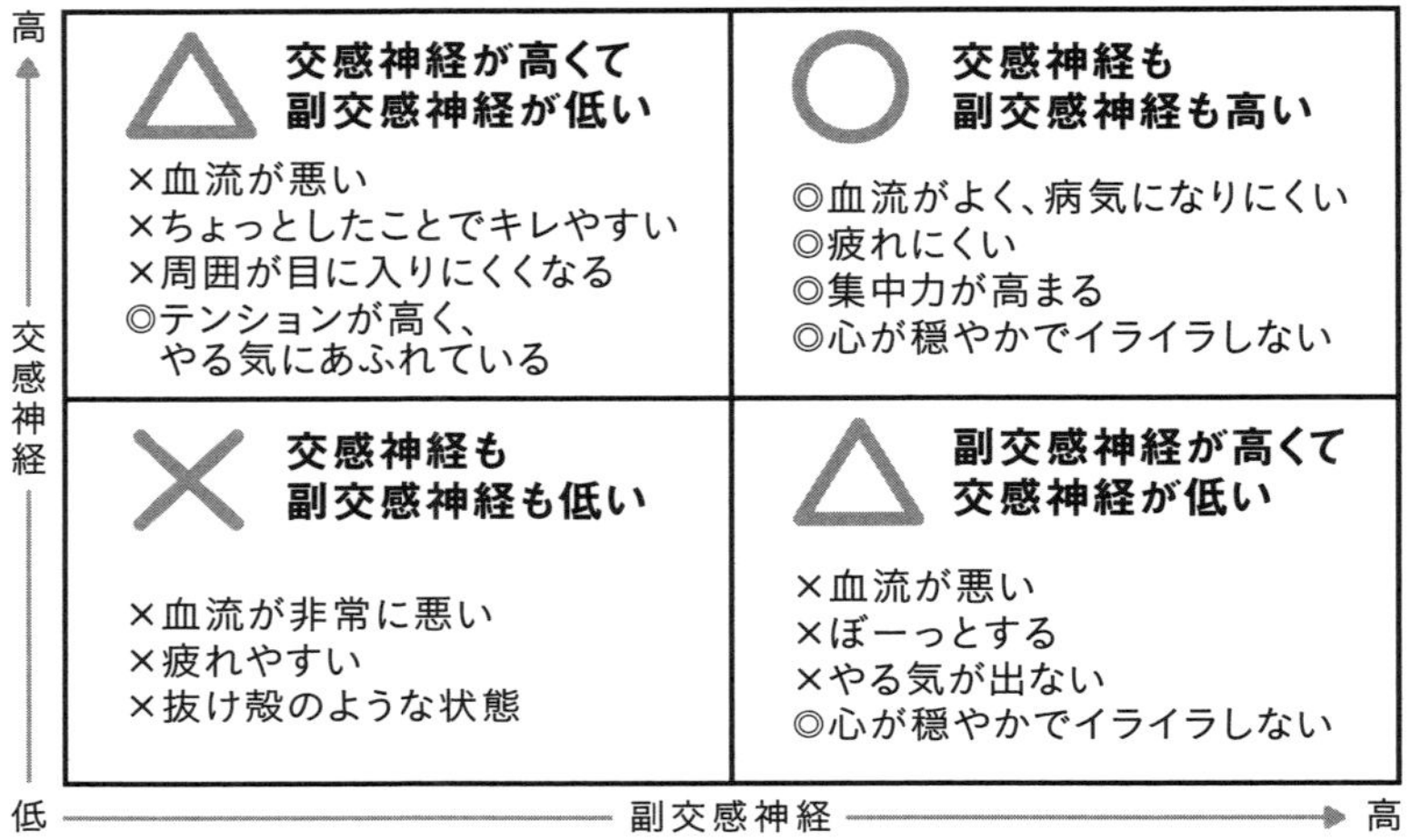

	副交感神経 低 → 高	
交感神経 高	**交感神経が高くて副交感神経が低い** ×血流が悪い ×ちょっとしたことでキレやすい ×周囲が目に入りにくくなる ◎テンションが高く、やる気にあふれている	**交感神経も副交感神経も高い** ◎血流がよく、病気になりにくい ◎疲れにくい ◎集中力が高まる ◎心が穏やかでイライラしない
交感神経 低	**交感神経も副交感神経も低い** ×血流が非常に悪い ×疲れやすい ×抜け殻のような状態	**副交感神経が高くて交感神経が低い** ×血流が悪い ×ぼーっとする ×やる気が出ない ◎心が穏やかでイライラしない

副交感神経を高める「スイッチ」がある

自律神経のバランスを良好に保つポイントは、副交感神経のレベルを上げることです。せわしない毎日を送り、**ストレス過多にある現代人は、交感神経が常に高いレベルにあることがほとんどです**。そのため、自律神経のバランスは、主に副交感神経が上下することでとられています。

しかし残念ながら、副交感神経のレベルは加齢とともに低下していきます。先ほど、自律神経の働きは男性が30歳、女性が40歳を境に鈍ると申し上げましたが、それは、副交感神経のレベルがその時期にがくっと下がるから。いっぽう、交感神経は、加齢の影響をほとんど受けません。そのため、高いレベルにある交感神経と、加齢とともに低下してしまう副交感神経で、バランスがとれなくなってしまうのです。

また、副交感神経は、加齢以外にも、運動の仕方や心の状態、睡眠のとり方、外部環境など、さまざまな要因で、一日の間にもめまぐるしく変動しています。

ですから、このように変動が激しい副交感神経のレベルを意識的に高めることが、自律神経のバランスを整え、最高の健康を手に入れることにつながるのです。

副交感神経を高める最大のポイントは「呼吸」です。副交感神経そのものをコントロールすることはできませんが、副交感神経と呼吸はリンクしています。したがって、呼吸を意識的に行うことで、間接的に副交感神経をコントロールすることが可能になります。

呼吸は、深ければ深いほど副交感神経が高まります。深い呼吸をすると、頸部にある圧受容体という副交感神経を高めるスイッチのようなものが反応するからです。深く呼吸することで、副交感神経を高めるスイッチが押され、血流がよくなり、心身ともに調子がよくなります。

呼吸と副交感神経はリンクしているので、**「呼吸が深い→自律神経のバランスが整う→血流がよくなる」**という流れは、逆もまた成り立ちます。血流がよくなれば、自律神経のバランスが整い、呼吸も深くなるのです。

なんだか不思議な気がしますが、人間の体は、独立した臓器を寄せ集めたものではなく、すべてが連動して作用するひとつの生命体です。そう考えれば、互いに影響を与え合うというのは、自然なことだと言えるでしょう。

ハードな運動では健康になれない

さてここまで、加齢で起こる3大変化「筋力低下」「血流悪化」「自律神経のバランスの乱れ」についてお話ししてきました。これらによって、病気になりやすくなったり、人生の質が低下したりすることを、おわかりいただけたと思います。

原因がわかれば、答えを出すのは簡単。元気で笑顔あふれる未来を手に入れるためには、**筋力低下を防ぎ、血流を促し、自律神経のバランスを整えるようにすればいい**のです。

そのために必要なのは、運動です。特に、筋力低下は運動以外に防ぐ方法がありません。

運動の必要性を説くと、「わかりました！　ではさっそくジムに通います」「毎朝、ジョギングをすることにします」など、急に全力でがんばろうとする方がいます。

しかし、ハードな運動はたいてい長続きしません。また、運動は激しければ激しいほど、効果が大きいというものでもありません。むしろ、デメリットが上回ることもあります。

せっかく時間やお金、体力を費やしてがんばったのに、実は逆効果だったなんていうことは避けたいもの。

「だけど、一気にがんばって、早く効果を得たい！」という方もいるかもしれません。その気持ちはわかりますが、その発想には、もしかすると自律神経の乱れが潜んでいるかもしれません。自律神経のバランスが乱れていると、視野がせまくなるので、極端に遠いところへ手を伸ばしてしまうことがあるからです。

大切なのは、少しずつ着実に取り組むこと。ほんの少しのフットワークの軽さが、健康を引き寄せるためにはとても大切なのです。

ここまで言っても「ハードな運動のほうがやっぱり効果的なのでは？」と内心思っている方のために、もしも息切れするようなハードな筋トレを行ったらどうなるのか？ 3大変化を克服できるのか？ メリット・デメリットを確認しておきましょう。

課題1：筋力低下を防げるか？

○筋肉を酷使することで強靭《きょうじん》な筋力が育まれる

×思わぬケガをするリスクが高い

課題2：血流はよくなるか？

○特に下半身を動かすことで血流アップがのぞめる

×呼吸が浅くなることで活性酸素が増えて老化が進む

課題3：自律神経のバランスは整うか？

×呼吸が浅くなることで副交感神経の働きが下がる

×激しい運動によってアドレナリンが分泌されて、交感神経が異常に高まる

ハードな筋トレでは、一長一短、ややデメリットのほうが上回りそうです。それでは、いったいどのような運動が適しているのでしょうか。

その答えは、ずばりスクワットです。

スクワットで3大変化を丸ごと克服

しゃがむ動作を繰り返すスクワットは、下半身の筋肉を鍛えるのに最適です。しかも、実は下半身だけではなく、上半身を強化することも可能です。また、下半身のポンプ機能が向上することで、効果的に血流を促すこともできます。無酸素運動ではないのもポイント。ゆっくり、大きく呼吸をしながら行うことで、自律神経のバランスも整います。

さらに驚くことに、スクワットには「認知症を予防する」「便秘に効く」など、さまざまな効果があります。スクワットの効果の詳細については、第3章で詳しくご説明します。いかがですか？　私が「スクワットだけすればいい」と言う理由を、おわかりいただけたのではないでしょうか。

しかも、**スクワットは継続しやすい**という利点もあります。どんなに効果的な運動も、気まぐれに行っていては効果を享受できません。これまでも、巷《ちまた》ではさまざまな運動が人気を博してきましたが、結局ブームで終わることが多かったように思います。患者さんと運動についてお話をしていても、「やってみようと思ったけど、動きが難しい」「体が痛くなる」「やる時間がない」など、続けにくいと感じる点が、それぞれあるようです。

でも、スクワットなら大丈夫。そんな「続けにくさ」が見当たらないのです。現に、私も続いています。そして、体の調子がよくなり、活力がみなぎるのを実感しています。

さぁ、それではいよいよスクワットを実践してみましょう。ただし「教わらなくてもできる」と思うのは禁物です。きちんとフォームを本書で確認してください。実は、私が久しぶりにスクワットをやり始めたとき、数日でひざを痛めてしまいました。55歳の今の体に適したフォームをきちんと考察しないまま、昔覚えたスクワットを行ったのが原因です。

スクワットは、古くから親しまれている一般的な運動です。そのため、誰しも頭の中に、おぼろげなフォームが存在していると思います。しかしその記憶にあるフォームは、今のあなたには適していません。股関節も硬くなっているし、筋力も落ちているでしょう。昔と今では、あなたの体の状態は異なるのです。「今の体の器」を自覚してください。

ですから、「スクワットなんて、教わらなくてもできる」と思わず、きちんとやり方を確認して実践してください。そして、もし少しでも痛みが生じたら、痛みが治まるまで無理をせずお休みしましょう。少しぐらい休んでも大丈夫。スクワットは裏切りません。

「だから運動が続かない」8大要素

❶疲れる → 息切れしない、ラクな動き

❷体が痛くなる → 段階を踏んで行うから大丈夫

❸効果を実感できない → 早ければ1週間で実感できる

❹動きが複雑で覚えにくい → しゃがむ動作を繰り返すだけ

❺お金がかかる → 道具不要でゼロ円

❻時間がかかる → 5分あれば充分

❼広いスペースが必要 → 畳一畳でOK

❽「やる・やらない」を天気に左右される → 屋内で行えるから問題なし

スクワットなら続く!!

第2章

実践スクワット

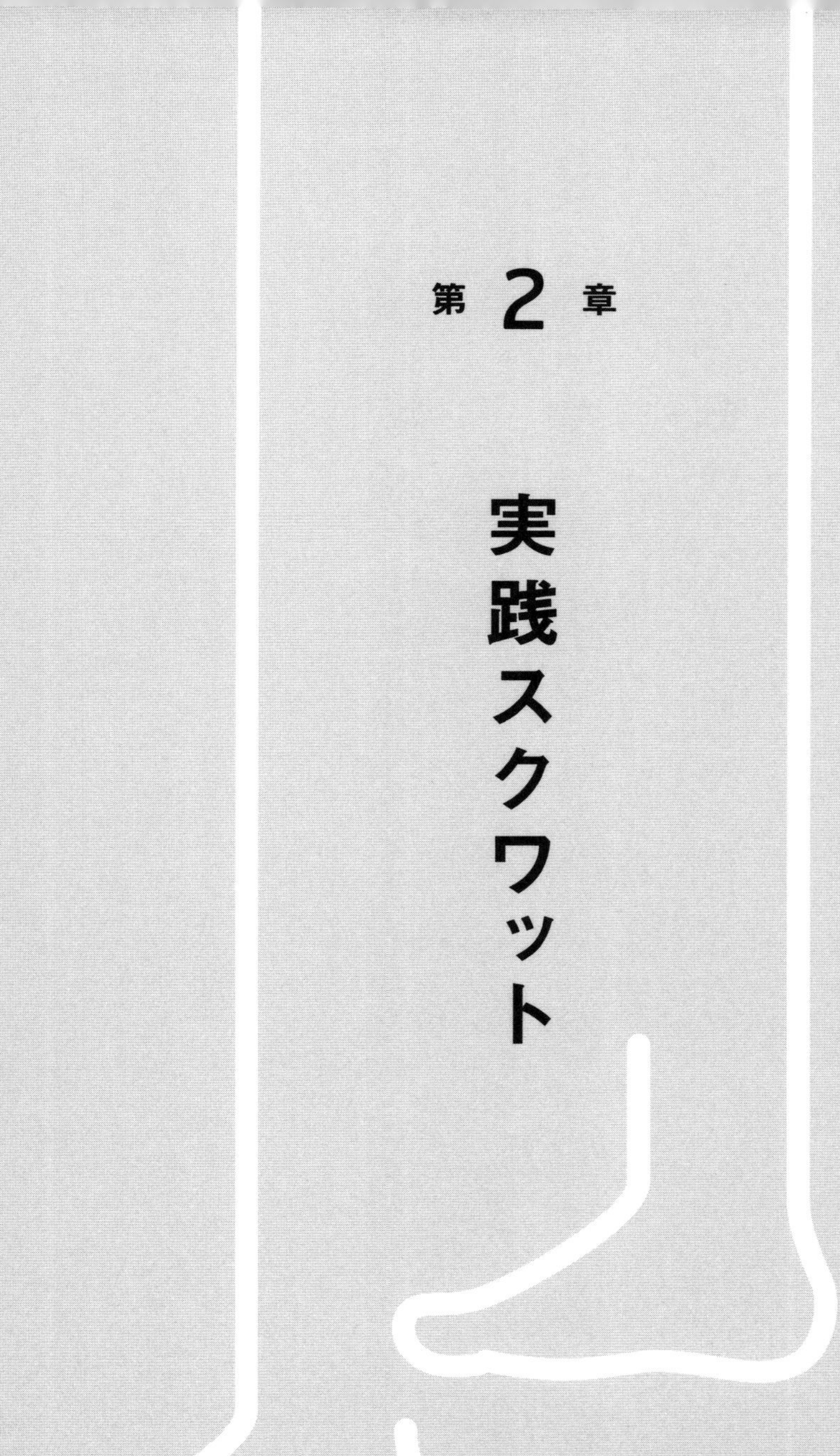

スクワットの10の心得

心得❶ 毎日、朝晩行う

今日のがんばりが、明日の活力となる。

心得❷ ゆっくり行う

腰を下ろすのに４秒、上げるのに４秒が基本。

心得❸ ひざを90度より深く曲げない

深く屈み過ぎると、ひざを痛める原因に。

心得❹ 意識を太ももに集中させる

脳が意識した筋肉を実際に動かすことで効果が高まる。

心得 5
腰を曲げない
お尻〜頭を床と垂直に保つ。深い呼吸をするために大切。

心得 6
腰を下ろすときに息を吐き、上げるときに息を吸う
口で吐いて鼻から吸う。

心得 7
食前に行う
胃腸が休憩している間に行うことで体への負担が減る。

心得 8
入浴前に行う
入浴後は副交感神経が高まり眠くなるので、実践しにくくなる。

心得 9
ゆったりした衣服で行う
衣服が体を締め付けると血液の巡りが悪くなる。

心得 10
痛みを感じたらすぐに中断
決して無理はせず、様子を見ながら再開する。

こんなスクワットはNG！

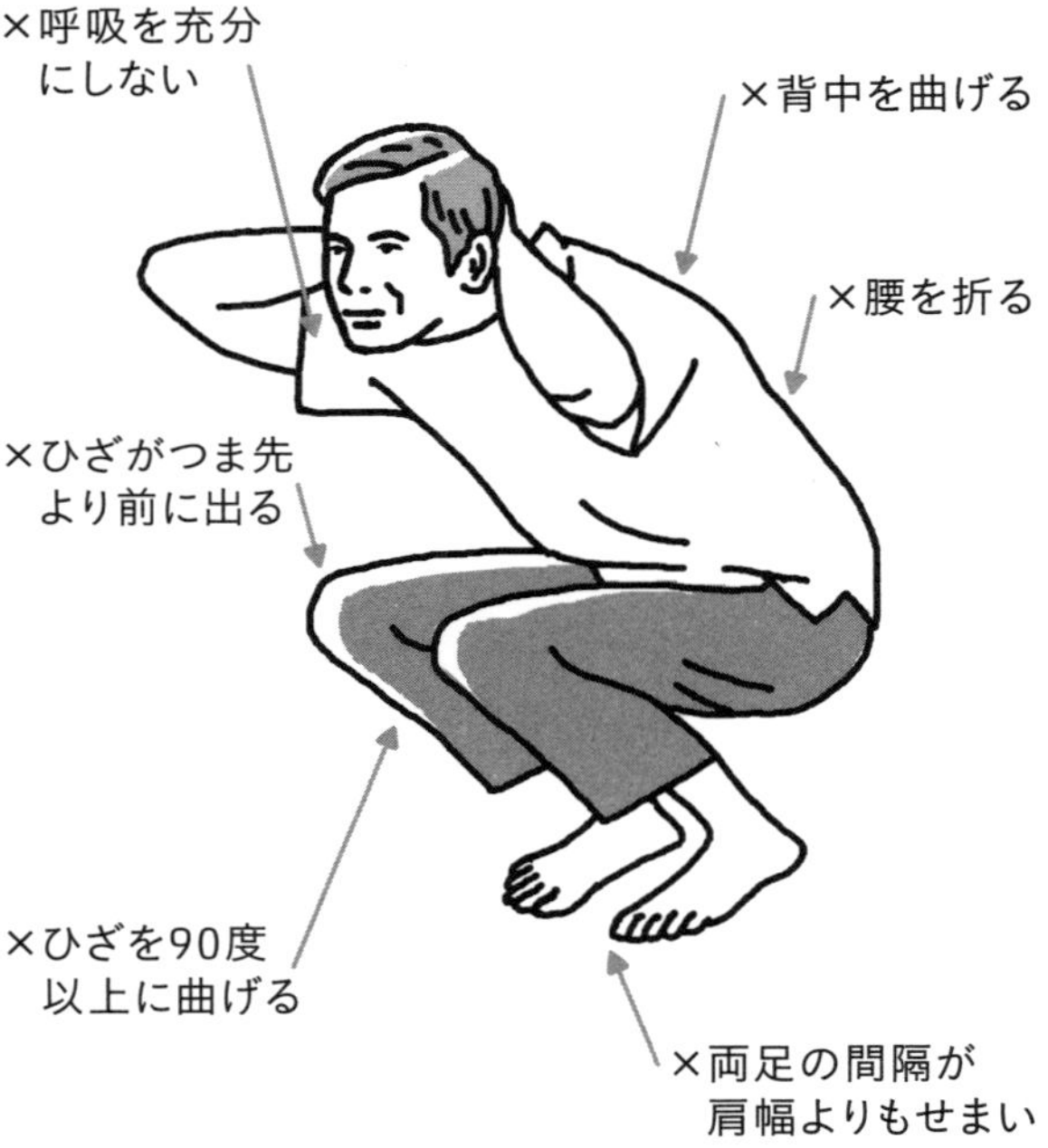
×呼吸を充分
にしない
×背中を曲げる
×腰を折る
×ひざがつま先
より前に出る
×ひざを90度
以上に曲げる
×両足の間隔が
肩幅よりもせまい

スクワット6週間プログラム

1週目〜3週目

股関節ゆるめ

まずは、硬くなった股関節をゆるめることから始めましょう。

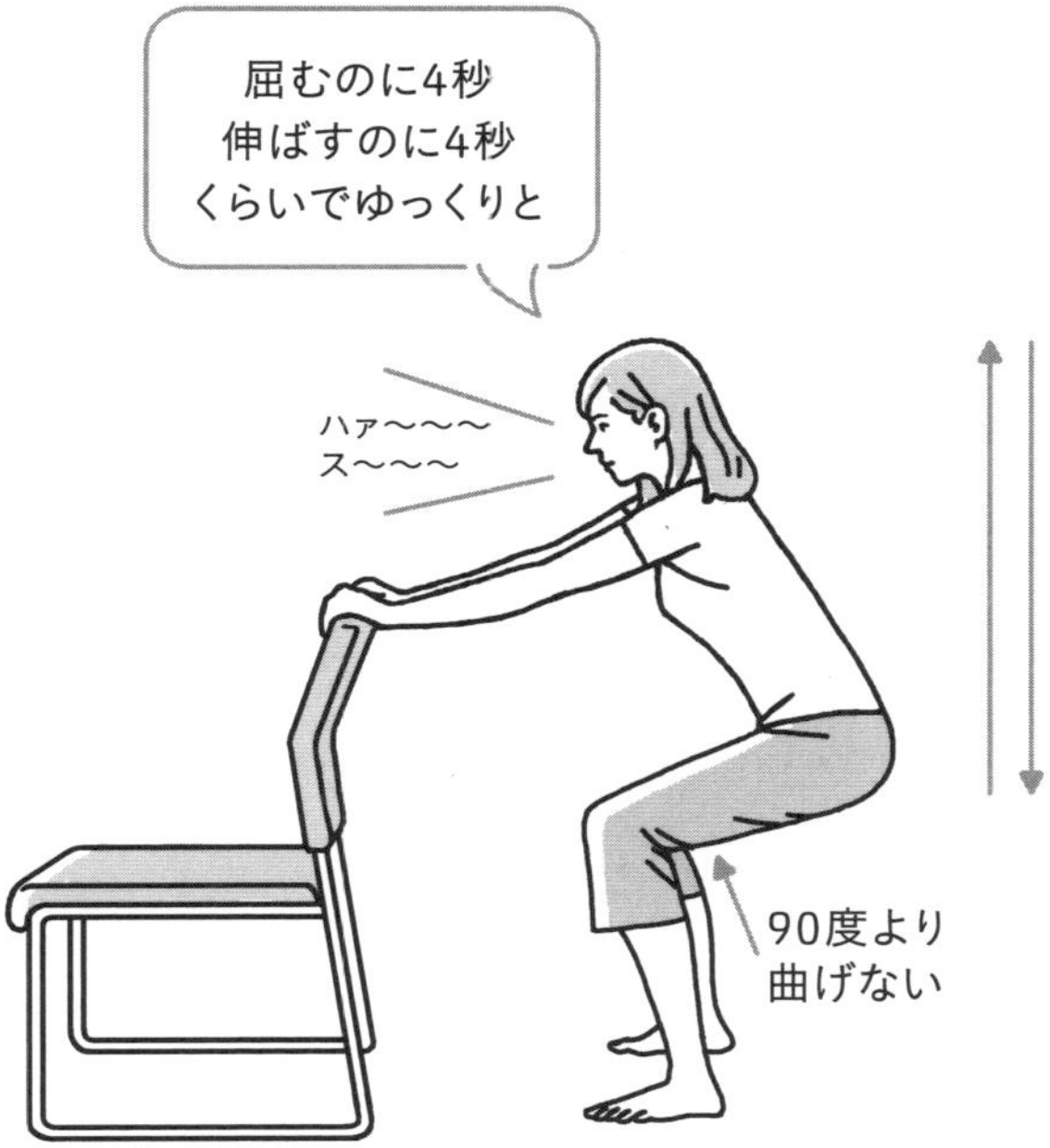
屈むのに4秒
伸ばすのに4秒
くらいでゆっくりと
ハァ〜〜〜
ス〜〜〜
90度より
曲げない

❶ イスの背やテーブルなどをつかみ、両足を肩幅に開く。
❷ 背筋を伸ばして、息を吐きながらゆっくり腰を下ろしていく。ひざは90度より深く曲げないように注意。
❸ 息を吸いながら、ゆっくりひざを伸ばしていく。①〜③で1回。
【1週目：朝晩各5回】【2週目：朝晩各10回】【3週目：朝晩各20回】

背筋伸ばし

腰を折らず、背筋を伸ばして屈伸する練習です。

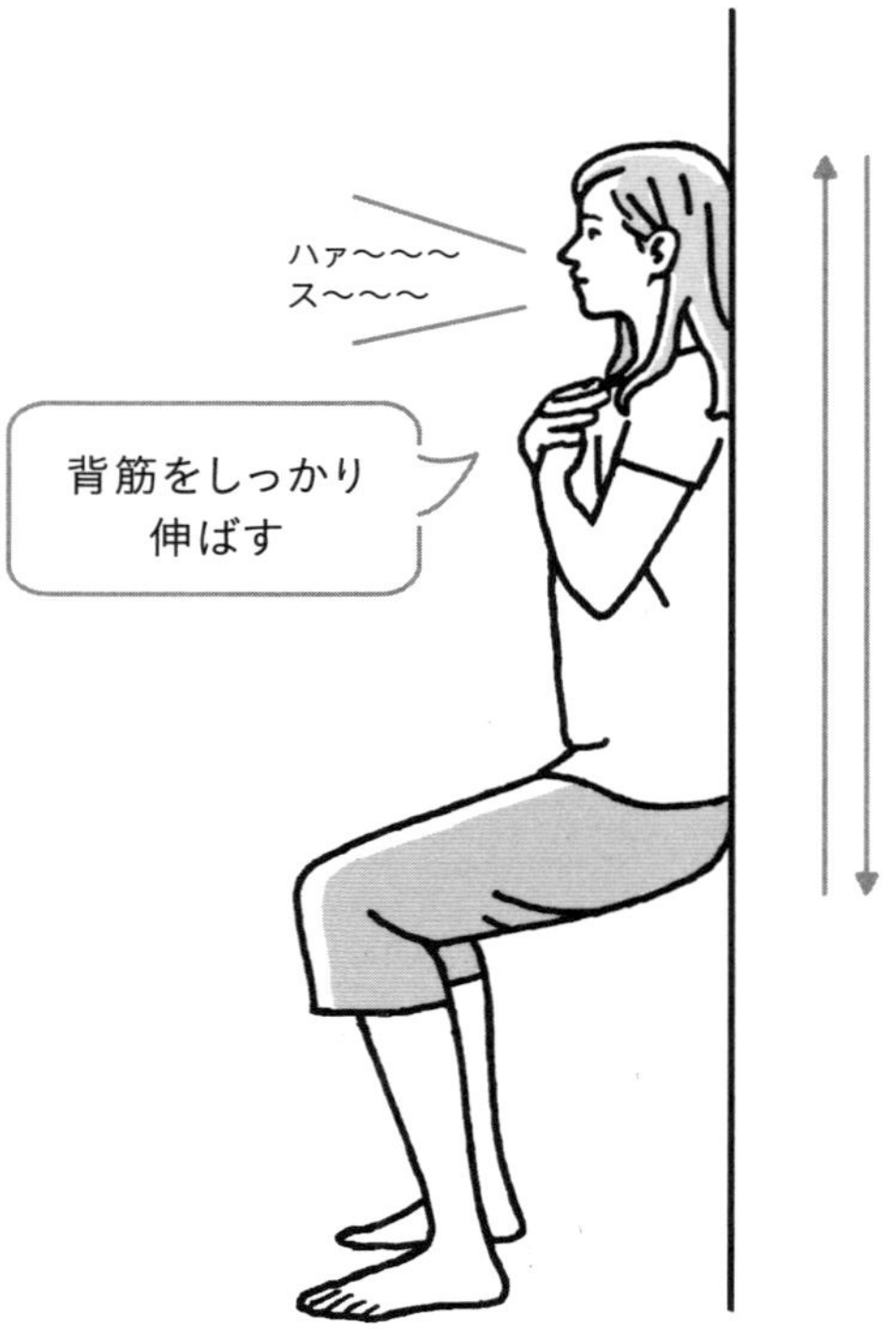

❶ **壁を背にして立ち、両足を肩幅に開く。両手は胸の前でクロス。**

❷ **壁を支えにして背筋を伸ばし、息を吐きながらゆっくり腰を下ろしていく。ひざは90度になるほど曲げない。**

❸ **息を吸いながら、ゆっくりひざを伸ばしていく。①〜③を朝晩20回ずつ行う。**

5週目

太ももならし

太ももにかける負荷を上げ、スクワットに向けて体を慣らします。

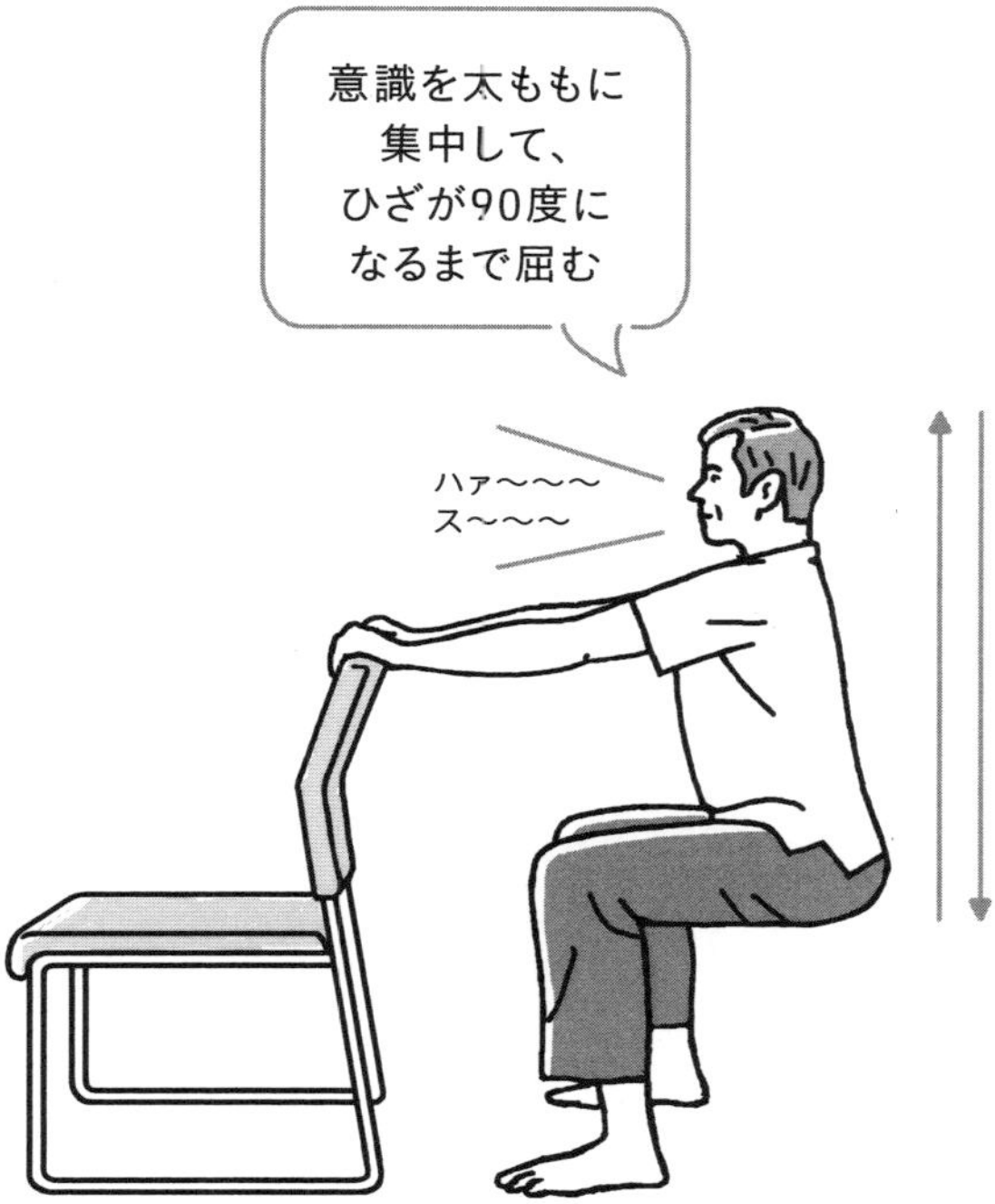
意識を太ももに
集中して、
ひざが90度に
なるまで屈む
ハァ〜〜〜
ス〜〜〜

❶ **イスの背やテーブルなどをつかみ、両足を肩幅に開く。**
❷ **背筋を伸ばして、息を吐きながらひざが90度になるまでゆっくり腰を下ろしていく。**
❸ **息を吸いながら、ゆっくりひざを伸ばしていく。①〜③を朝晩20回ずつ行う。**

全身スクワット

しっかり呼吸をしながら全身に負荷をかけることで、筋力&血行アップを促します。

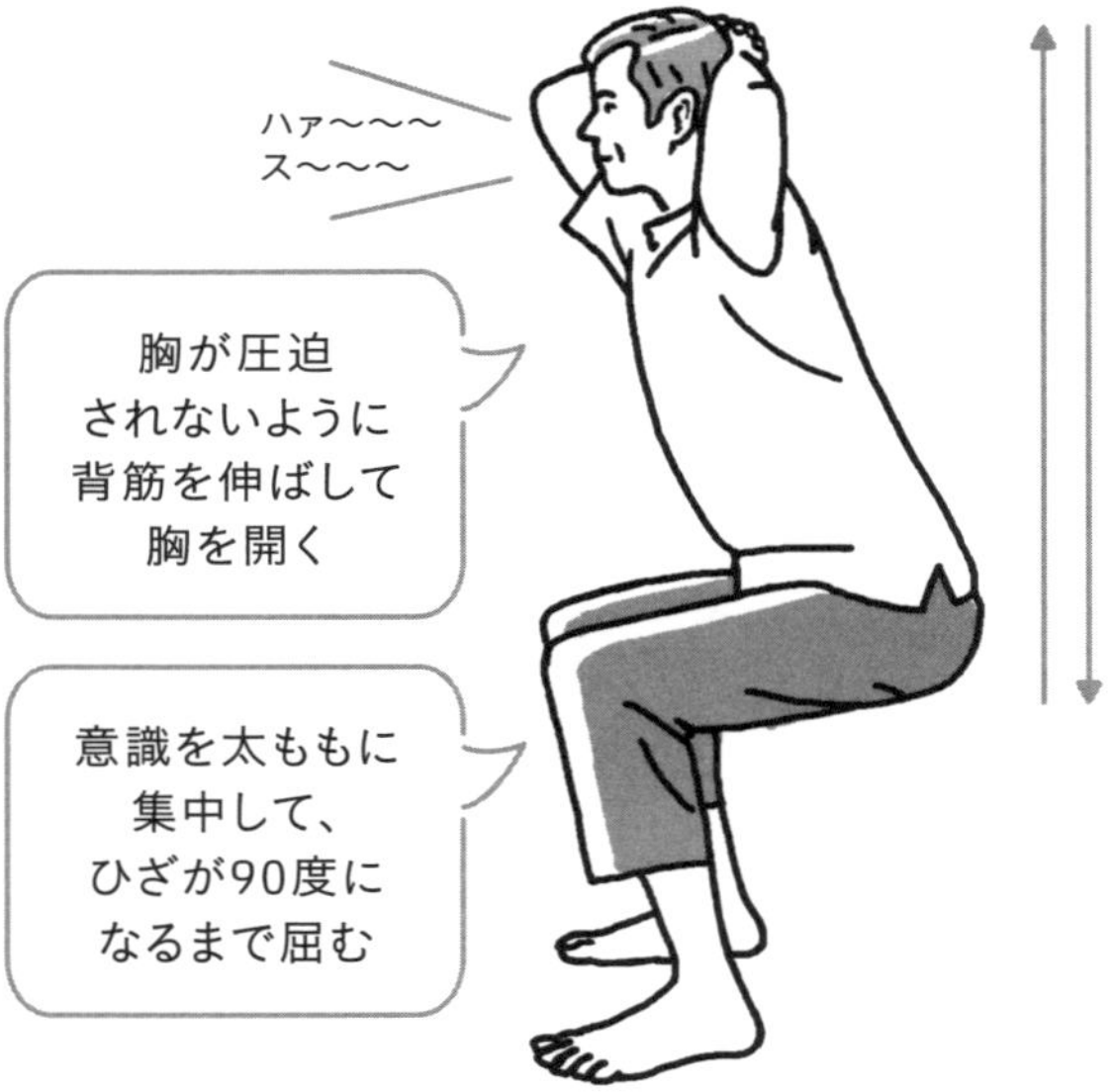
ハァ〜〜〜
ス〜〜〜
胸が圧迫
されないように
背筋を伸ばして
胸を開く
意識を太ももに
集中して、
ひざが90度に
なるまで屈む

❶ 両足を肩幅に開き、両手を頭の後ろで組む。

❷ 背筋を伸ばして、息を吐きながらひざが90度になるまでゆっくり腰を下ろしていく。イスに腰掛けるようなイメージで。

❸ 息を吸いながら、ゆっくりひざを伸ばしていき、元の姿勢に戻る。①〜③を朝晩20回ずつ行う。

スクワット6週間プログラム

これも
オススメ!

腸活スクワット

体をひねることで腸を刺激。便秘や肌荒れ、疲れなどが気になる人にお勧めです。

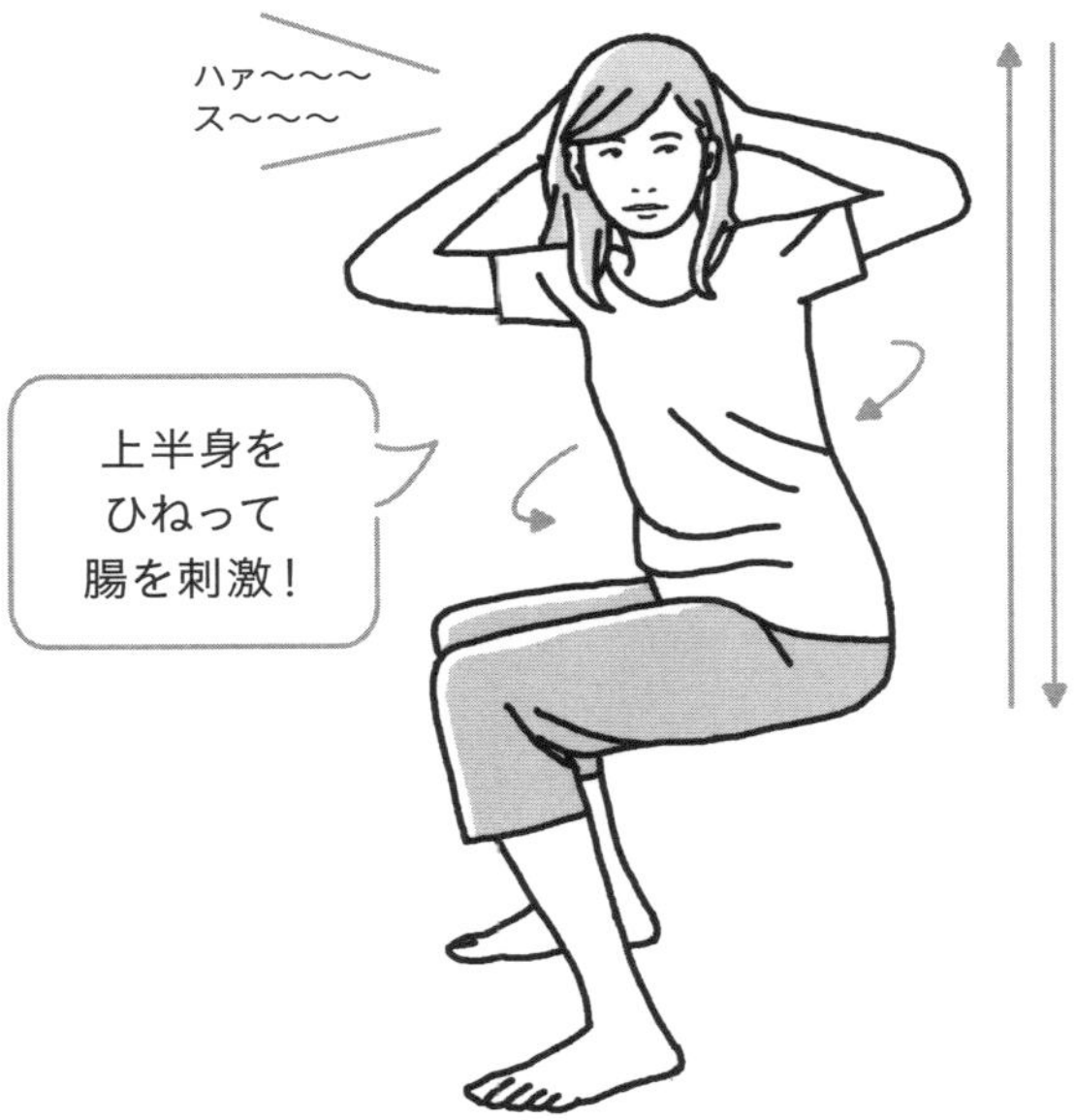

❶ 両足を肩幅に開き、両手を頭の後ろで組んで背筋を伸ばす。

❷ 息を吐きながら上半身をゆっくり右にひねり、ひざが90度になるまで腰を下ろしていく。

❸ 息を吸いながら、ゆっくりひざを伸ばしていき、元の姿勢に戻る。同様にして左にもひねる。左右を1セットとして①〜③を朝晩10回ずつ。6週目以降、好きなタイミングで行う。

第3章

実はすごい！スクワットの効果

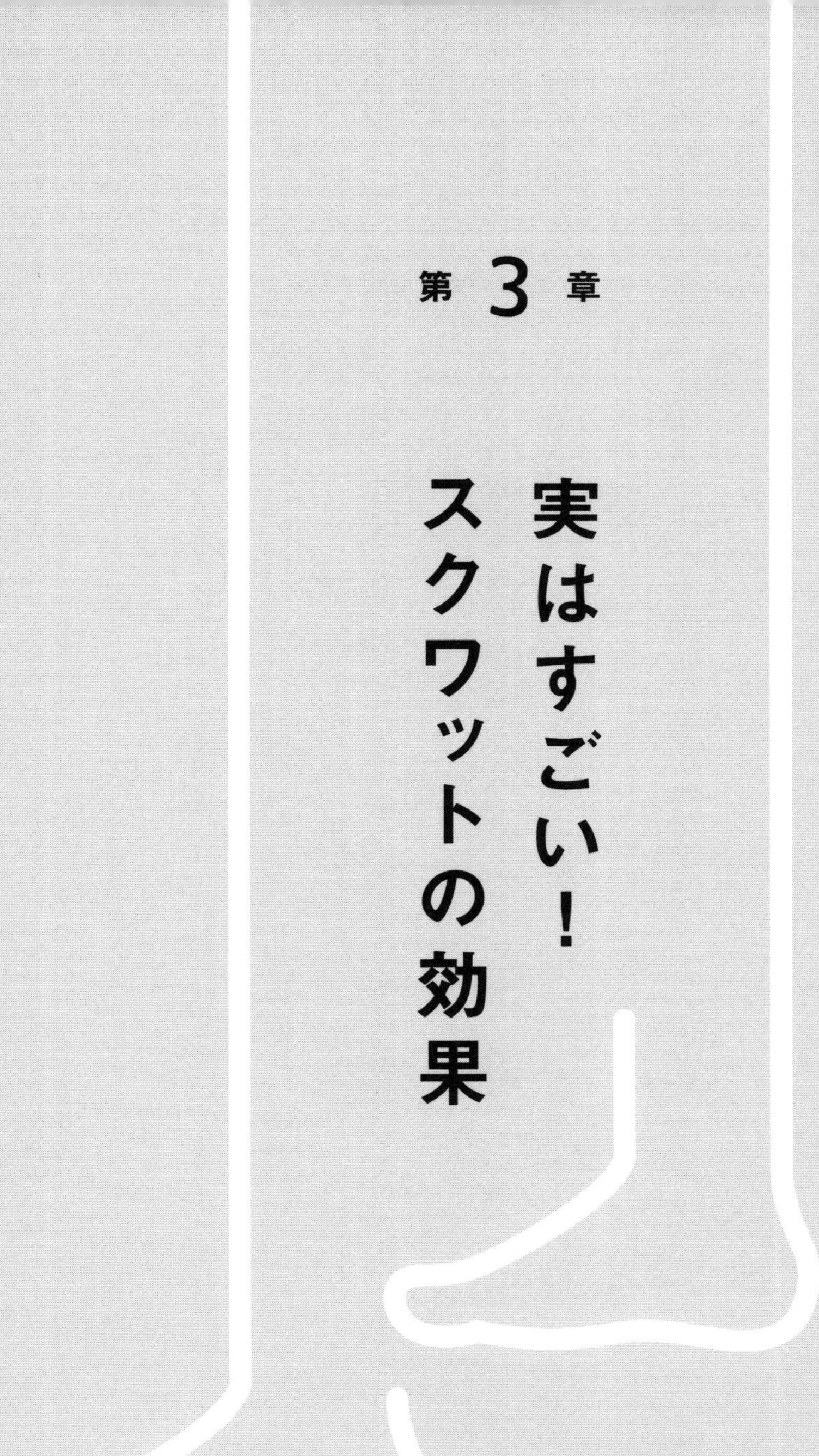

スクワットだけで効率よく全身の筋肉を鍛えられる

スクワットをすることで、「筋力低下」「血流悪化」「自律神経のバランスの乱れ」を改善できるとご説明しましたが、「本当かなぁ？」と首をかしげている方もいるかもしれません。たしかに、こんなに単純な動きに、それほどの効果があるというのは信じがたいことでしょう。

そこでこの章では、スクワットのメカニズムと効果を医学的に検証していきます。さらに「便秘改善」や「尿漏れ防止」など、スクワットがもたらす意外な効能もご紹介いたします。まずは、筋力低下を防げる理由から始めましょう。

スクワットをすると、筋力の低下を防げます。なぜ、しゃがむ動作を繰り返すだけで筋力の低下を防げるのでしょうか。

しゃがむ動作は一見単純ですが、実は股関節・膝関節《しつかんせつ》・足関節など、同時に多くの関節を動かす複雑な動きです。それと同時に、何種類もの筋肉が連動して使われています。

【大腿四《だいたいし》頭筋《とうきん》】太ももの表側にあり、体重がかかっているひざを伸ばす。大腿直筋・外側広筋・内側広筋・中間広筋の4つを合わせて大腿四頭筋と呼びます。

【大腿二《だいたいに》頭筋《とうきん》】太ももの裏側にあり、体重がかかっているひざを伸ばす。

【内転筋《ないてんきん》】太ももの内側にあり、内側方向にしっかり締め付ける。

【縫工筋《ほうこうきん》】股関節から膝関節にかけて太ももを斜めに走っていて、体がぐらつくのを防ぐ。

【下《か》腿三頭筋《たいさんとうきん》】ふくらはぎの筋肉で、床面から立ち上がる作用をする。

【大臀筋《だいでんきん》・中臀筋《ちゅうでんきん》】お尻の筋肉。足をピンと伸ばして、転ぶのを瞬間的に防ぐ。

【大腰筋《だいようきん》】骨盤の内部にあり、股関節を動かし、太ももを曲げる。

【腹直筋《ふくちょくきん》】腹部にあり、上半身をしっかり安定させる。

【固《こ》有背筋《ゆうはいきん》】背筋の両側にあり、背中を伸ばす。

スクワットで使う筋肉は、ざっと挙げただけでもこれだけあります。

全身の筋肉の60％は下半身にあるので、スクワットをすることで効率よく筋肉を鍛えることができます。そして、**スクワットをするときは、実は足の裏、足の甲、胸、首などの筋肉も使います。**つまり、**スクワットをするだけで、ほぼ全身の筋肉を鍛えることができるのです。**

大切なのは、この重要な筋肉は、歩いたり走ったりするだけでは充分に作用しないということ。スクワットのようにひざを90度に曲げ、体重をしっかりかけたときに強い刺激を受けることで、より大きい筋肉へと変化させることができるのです。

体脂肪が燃える

患者さんから、「あと何キロくらいやせたら、健康にいいですか？」と聞かれることがあります。読者の中にも、お腹まわりの脂肪や、ゆるんだボディラインが気になってきたという方は多いでしょう。

一般的には、肥満度の指標として「ＢＭＩ（体格指数）」が用いられます。身長を2乗したもので体重を割り、肥満度を測るというものです。しかし大切なのは、計算式で得た指標より、むしろ、あなた自身の「体感」であると思います。だから私は、理想の体重について尋ねられたら、こう答えるようにしています。

「いちばん元気だったころの体重が、あなたの理想的な体重です」

あなたの体のことは、あなたがいちばんよくわかっているはずです。学生時代がベストな体重だと思ったら、それを目指して脂肪を落としましょう。

その際に意識すべきが「基礎代謝」です。

私たちの体には、食事で摂り入れた栄養素を、活動するためのエネルギーに変換して消費するシステム、すなわち「代謝」が備わっています。代謝には、次の3種類があります。

❶基礎代謝（約60〜70％）…呼吸や体温調節、心臓、胃腸などの生命維持のために使われるエネルギー

❷生活活動代謝（約20％）…日常の運動で使われるエネルギー

❸食事誘導性熱代謝（約10％）…消化・吸収で使われるエネルギー

代謝を主に担っているのは、基礎代謝です。私たちの体は、寝ている間も血液が巡り、

体温を保ち、心臓、胃腸など全身の器官が活動しているため、常にエネルギーを消費しています。代謝がよい人は、消費する働きも活発なので、食べても太りにくく、余分なものをためこみにくい状態にあります。

反対に、代謝が悪い人は太りやすいうえ、栄養を摂取しても、それが効率的に生かされなくなります。そのため、たとえ栄養バランスの整った食事をしたり、高額なサプリメントを摂取したりしていても、栄養として全身にうまくデリバリーされません。

一日の基礎代謝量は20代を境に、10年ごとに100キロカロリーずつ減っていきます。50歳、60歳と年齢を重ねても、若いころと同じように食べ、そのうえ、じっとしている時間が増えたとあれば、太るのは当然でしょう。

それでは、基礎代謝量を上げるためにはどうすればいいのでしょうか。その答えは、下半身の筋肉を鍛えること。すなわち、スクワットをすることです。

基礎代謝量と筋肉量は正比例の関係にあるので、筋肉が増えれば増えるほど自然と基礎代謝量も増えていきます。**スクワットを続けることで、食べても太りにくく、余分なものをためこみにくい「やせ体質」になれる**のです。

若々しくなる

ミトコンドリアという言葉を耳にしたことはあるでしょうか。

ミトコンドリアは、人体を構成する全細胞の中にある小器官のひとつで、体を動かすエネルギーであるATP（人間が生きていくために使える唯一のエネルギー）を作っている、とても大事なものです。

ミトコンドリアの量が不足すると、エネルギーの供給量が不充分になり、体全体の機能が衰えます。つまり、老化が進みます。老化が進むメカニズムはこうです。

ミトコンドリアの量が減る

↓

体が利用できるエネルギー量が減る

↓

呼吸や体温調節など、命に関わることにエネルギーが優先して使われる

↓

それ以外の部分（脳や内臓）の働きが衰える

↓

老化が進む（疲れやすくなったり、肌が荒れたりする）

ミトコンドリアは、年齢とともに減少します。

老化を防ぎ、若々しい体を保つためには、ミトコンドリアを増やすことが大切です。そして実は、ミトコンドリアは増やすことが可能です。

方法は主に2つ。

❶時々寒さや空腹を感じて、細胞がエネルギーを作るのをサボらないようにする

❷筋肉細胞を増やす

そう、やはりこれもスクワットを行うことで対応が可能なのです。さらに、スクワット

であるべきポイントがひとつ。実は、ミトコンドリアは自律神経のバランスが崩れていると傷ついてしまい、働きが衰えます。ですから、筋肉細胞を増やすとしても、ハードな運動はNG。**ゆっくり呼吸をして、自律神経を整えながら行えるスクワットこそが最適**なのです。

腰痛をケア

スクワットで鍛えられる筋肉のひとつに、大腰筋があります。ここを鍛えることで、腰痛や、ぎっくり腰を防ぐ効果が期待できます。

大腰筋は、骨盤まわりを逆V字形に覆っており、腹部と下半身をつないでいる重要な筋肉です。長時間デスクワークをしていたり、電車や車で座ったりして、大腰筋が収縮した状態が長期的に続くと、大腰筋は徐々に縮こまり、硬くなっていきます。そのため、縮んだ大腰筋に引っ張られるような形で骨盤が前傾し、猫背や出っ尻になります。すると今度は、体はバランスをとるために、体を反らす働きがある背中側の筋肉に負荷をかけます。

その結果、背中側に負荷がかかり続けて、腰痛やぎっくり腰を引き起こしてしまうのです。よく、「姿勢が悪いと腰が痛くなる」と言いますが、**姿勢を正すだけでは根本的な解決にはなりません**。なぜなら、大腰筋が縮んだ状態で固まっていると、姿勢を正そうとしても大腰筋がしっかり伸びず、背中側の筋肉に負荷をかけてしまうだけだからです。

そこで大切なのが、大腰筋をしっかり動かし、本来あるべき伸縮性を取り戻すことです。大腰筋は、股関節を大きく曲げ伸ばしするときに使われるので、大股歩きをすれば動かすことはできます。ところが、日本人の多くは、ひざを持ちあげて歩く「ひざ歩き」をしているため、ほとんど使えていません。そして、たとえ大股歩きを心掛けたとしても、大腰筋が衰えている人は骨盤が前傾しているため、どうしても猫背になってしまいます。そのため、縮こまった範囲内でしか大腰筋を使うことができず、しっかり伸ばすことができません。

その点、**しゃがむ動作を繰り返すスクワットなら、大腰筋を効率的に鍛えることが可能です**。特に「背筋伸ばしスクワット」（P50）は、背中を壁につけて行うので、大腰筋をしっかり伸ばした状態で鍛えることができます。猫背が気になる人は、骨盤が前傾しないように、両手を骨盤に添えて実践するのもよいでしょう。

血流がよくなり、病気を遠ざける

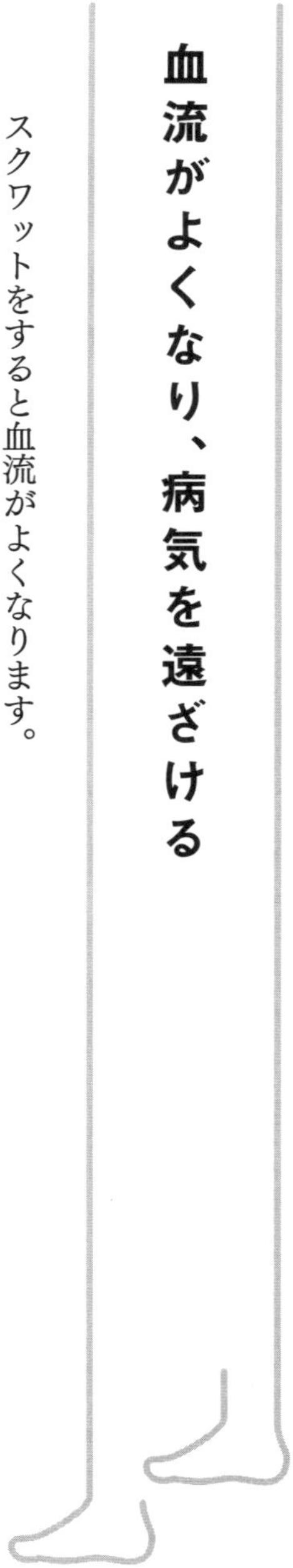

スクワットをすると血流がよくなります。

加齢によって、毛細血管が減少することはすでにご説明しました。しかし、減少した毛細血管は、実は増やすことが可能です。

スクワットを行うと、酸素が体のすみずみまで（消失した毛細血管のギリギリのラインまで）送り届けられます。するとそれが刺激となり、新たな毛細血管が作られます。崩壊寸前の血流のネットワークそのものを再構築して、全身の血流をアップさせることができるのです。

しかし、だからといって、ハードな運動を行うのは得策ではありません。なぜなら、毛細血管は非常にもろいため、呼吸が荒くなるほどのハードな運動だと、ちぎれてしまう恐れがあるからです。やはりスクワット。**ゆっくりと、充分な呼吸をしながら行えるスクワットこそが最適**だと言えるでしょう。

血流がよくなると、体の調子がよくなるのはもちろん、さまざまな病気のリスクを下げることもできます。

脳梗塞……脳の血管の一部に血栓ができることで、血栓以降の血管に酸素と栄養が供給されず、脳組織が死んでしまう病気です。脳細胞は、一度死んでしまうと決して生き返ることはありません。死んだ細胞が担っていた機能は失われ、後遺症となります。

糖尿病……糖尿病は、単に糖を多く摂取したからといって発病するものではありません。遺伝や生活習慣など多くの要因が絡み合って発症しますが、血流悪化は大きな要因のひとつです。血流が悪くなると、インスリン（血液中にある血糖を全身の細胞に取りこませたり、脂肪や筋肉などに蓄えたりする働きがある）の分泌量が低下します。そのため、血糖値が上がりやすくなります。そして、血糖値の上昇が続くと、血液がドロドロになり流れが悪くなるため、いっそう血流が悪化します。さらに、この状態を解消するために、体は最後の力を振り絞ってインスリンを多量に分泌します。すると、インスリンを作る膵臓に負担がかかり、糖尿病の原因を作ることにつながります。

頭痛……慢性的な頭痛に悩まされている方は多くいます。血流が悪くなることで起こる頭痛には、「偏頭痛」（不足した脳の血流を増やすために血管が広がることで、まわりの神経が刺激されて起こる）と、「緊張性頭痛」（酸素や栄養が不足した脳の組織から、痛みを発する物質が放出されて起こる）の2つがあります。いずれも、血流不足が原因です。

血流アップで冷え症を改善

決して体温は低くないのに、指先などの末端が冷えている方がいます。それは、熱はちゃんと産生しているのに、その熱を末端へ拡散できていないということ。その理由は、言わずもがな、血流が悪いからです。

冷え症の根本的な原因は、自律神経の乱れにあります。データをとると、冷え症の方の9割は、交感神経が極端に高ぶっています。特に、夏でも手足の先端が冷えるという方は、ほぼ間違いなくそのパターン。交感神経だけが異常に高ぶってしまうため、血液がすみず

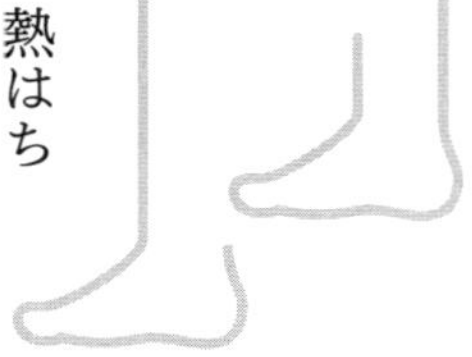

みまで流れず、筋肉も強張る。その結果、冷えたり、風邪をひいたり、疲れやすかったりという不調を招いてしまうのです。

そんな冷え症を改善するために大切なのは、副交感神経の働きを高め、自律神経のバランスを整えること。そして、血流を促すことです。

スクワットをすると、血流がよくなると同時に、自律神経のバランスも整います。筋肉量が増えるには、数か月かかりますが、**血流アップと自律神経のバランスを整える効果は、即座に得られます**。しゃがむ動作を繰り返すことで、下半身のポンプ機能が働いて、血液がスムーズに流れ出しますし、深い呼吸をすることで、自律神経のバランスも整います。そして、毎日継続することで、どんどん筋肉が育まれていき、血流を促す力も高まっていきます。

即効性と、続ければ続けるほど高くなる効果。それがスクワットの魅力です。

肩コリ・首コリがラクになる

首は、常に頭を支えています。頭の重さは体重の約1割に及ぶため、頭の位置が脊柱の真ん中から少しずれるだけでも筋肉が緊張します。

正常な首は、頸椎が30〜40度カーブしており、それがバネのように働くことで、多少頭の位置がずれてもその負荷をうまく吸収し、首のこわばりを防ぐようにできています。

しかし、デスクワークなどで同じ姿勢で筋肉を酷使し続けていると、筋肉に圧迫されて血管が狭まり、血流が阻害されます。そして、首や肩がカチカチに凝り固まり、ちょっとマッサージをする程度では、コリを解消できなくなります。根本的に肩コリ・首コリを解消するためには、血流をよくすることが不可欠です。

スクワットをすると全身の血液の循環がよくなるので、凝り固まった筋肉に新鮮な酸素と栄養を送り届けることができます。コリが改善するのはもちろん、酸欠状態で、乳酸などの疲労物質が回収されずに硬く強張っていた筋肉も、柔軟性を取り戻していきます。すると、肩や首の可動域が広がるので、高いところにある物をとったり、名前を呼ばれて振り返ったりする**日常のさまざまな動きが、ラクに行えるようになります。**

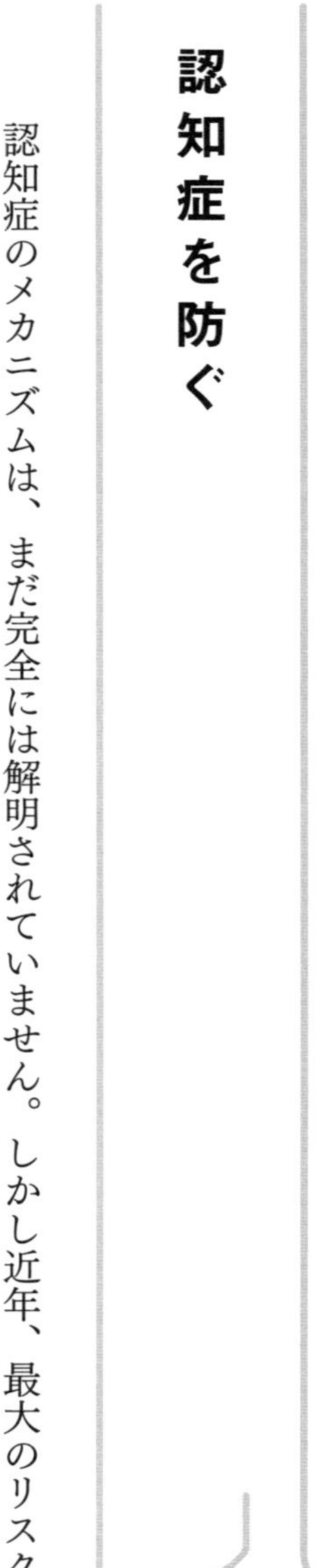

認知症を防ぐ

認知症のメカニズムは、まだ完全には解明されていません。しかし近年、最大のリスクファクターは、「脳の血流不足」であることが明らかになりました。

脳の組織が消費する酸素量は全身の酸素消費量の約20％に相当し、体の中で最も酸素を必要とします。

そのため、血流が悪くなると少しずつダメージが蓄積していき、認知症を発症すると考えられています。

残念ながら、認知症は一度発症すると回復させることが困難です。すでにダメージを負った脳の組織はもう二度と蘇らないからです。しかし、予防をするのはそれほど難しくありません。スクワットをすることで血流を促し、脳に血液をしっかり送り届けることで、認知症のリスクを低減させることができるのです。

また、血流という観点以外にも、スクワットが認知症予防に有効な理由が2つあります。

ひとつは**「歯をくいしばる」という行為による効果です。**

スクワットをするときは、自然と歯をくいしばると思います。実は、それがいいのです。歯は、頭蓋骨の内部にあり、頭蓋骨の中で最もダイナミックに動く器官です。歯をくいしばると、歯の根っこの外側についているセンサーが反応し、刺激を脳に伝えます。そのため、歯をくいしばるという行為は、脳に直接的な刺激を与えることができます。そして、**脳細胞が活性化するのです。**

ちなみに、歯をくいしばると、咀嚼《そしやく》や呼吸に関する筋肉も強化できるので、摂食や嚥下《えんげ》障害を防ぐ効果も期待できます。

そしてもうひとつは、筋肉を鍛えることによって、「ＢＤＮＦ」という**脳神経細胞の成長を促すタンパク質が分泌される**ことです。

ＢＤＮＦは脳内の海馬や大脳皮質などに分布しており、運動や学習経験を海馬に記憶していくために重要な役割を果たしています。ＢＤＮＦを多く分泌するポイントは、「単純な運動」をすること。複雑なルールやチームで戦うスポーツなどではなく、動きそのものに集中できるようなものがよいのです。しゃがむ動作を繰り返すだけのスクワットは、ベストだと言えるでしょう。

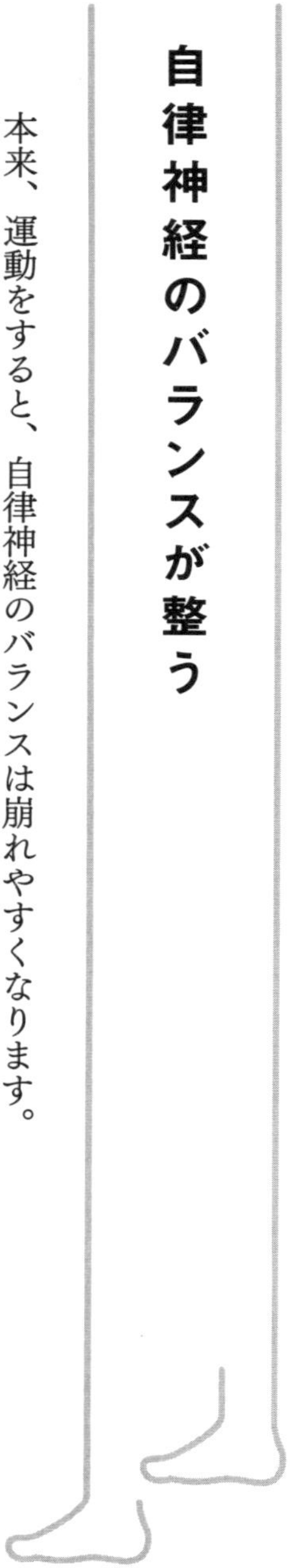

自律神経のバランスが整う

本来、運動をすると、自律神経のバランスは崩れやすくなります。

特に、ハードな運動の場合、酸素を取りこむ量が減るため、交感神経が過剰に働きます。交感神経が過剰に働くと、血管が収縮し、水の流れているホースを指でギュッと押さえたときのように、ピューッと勢いよく血液が流れるようになります。すると、細くなった血管内を赤血球や白血球、血小板などがものすごいスピードで流れることになるため、血管の内側を構成している細胞が傷つき、その傷に血小板などが引っかかって血栓になります。その結果、脳梗塞や心筋梗塞のリスクが高まります。

しかし、**スクワットをすると自律神経のバランスが整います**。その**最大のポイントは、「深い呼吸」にあります**。息が切れるような運動に対して、スクワットは、ゆっくり深く呼吸をしながら行うことができるからです。

もちろん、「深い呼吸」をしながら行う運動はスクワットだけではありません。たとえばヨガは、呼吸を大切にする運動として知られています。健康効果の高い素晴らしいものですが、実はポーズによっては、取りこむ酸素量が減ってしまうこともあります。なぜなら、深い呼吸をするためには、まずはしっかり息を吐いて肺を空っぽにしてから、たっぷり酸素を吸う必要があるのですが、体が前傾していると、肺が圧迫されるため、息を吐き切れなくなるからです。

その点、第2章でご紹介しているスクワットは、常に上半身をまっすぐに保つので、深く吐き、たっぷり吸うことが可能です。

余談になりますが、背筋を伸ばした状態と、前傾した状態で、呼吸の仕方がいかに変化するか、簡単な方法で確認できるのでご紹介しましょう。

❶ハンカチを顔から30センチほど離して持つ
❷背筋を伸ばして、顔の前のハンカチに息を「フーッ!」と吹きかける
❸今度は体を前傾させて、❷と同様に息を思いっきり吹きかける

いかがでしょう。背筋を伸ばして息を吹きかけたときは、ハンカチは勢いよくたなびいたはずです。いっぽう、前傾した状態では、かすかに揺れる程度だったのではないでしょうか。ちょっとした姿勢の違いで、呼吸はこれほど変わるのです。

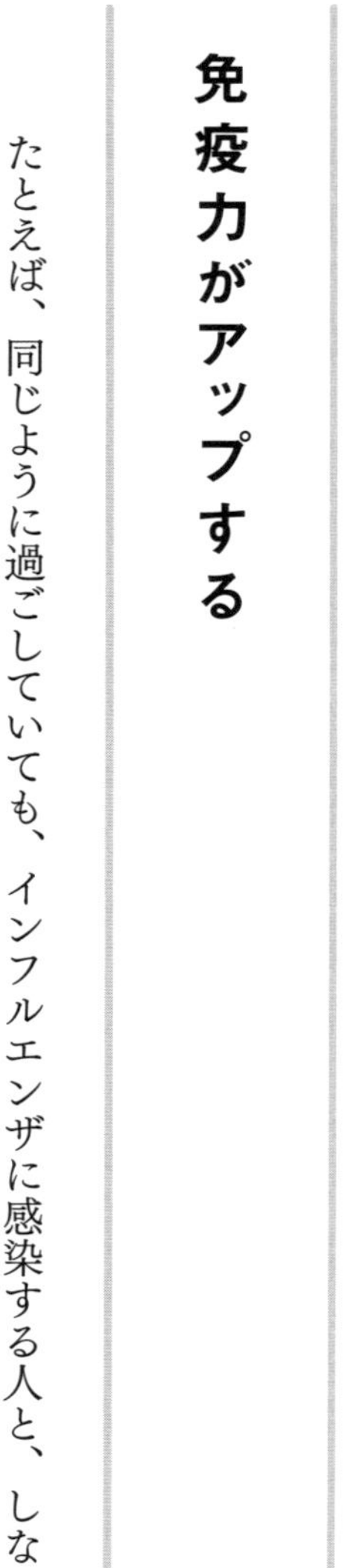

免疫力がアップする

たとえば、同じように過ごしていても、インフルエンザに感染する人と、しない人がいます。その違いは、その人が持っている免疫力にあります。

免疫というのは、異物から人体を守る防衛システムのことで、**免疫力と自律神経には、実は大きな関わりがあります。**

免疫の中心を担っているのは血液中の白血球です。白血球には「顆粒球」と「リンパ球」があり、顆粒球は、細菌など比較的大きな異物を処理するもの。これは交感神経が優位だと数が増えます。いっぽうリンパ球は、ウイルスなどの小さな異物を処理するもので、副交感神経が優位だと増えます。そして、この顆粒球とリンパ球のバランスが極端に崩れると、さまざまな疾病に見舞われやすくなります。

たとえば、交感神経が優位になって顆粒球が増え過ぎると、人体に必要な常在菌まで殺してしまい、組織の変性や破壊を引き起こします。その結果、ガン細胞が発生したり、感染症にかかりやすくなったりします。また、副交感神経が優位になってリンパ球が増え過ぎると、必要以上に異物に反応してしまうため、花粉症やアレルギー性皮膚炎などのリスクが高まります。

つまり、病気の根本的な原因は、自律神経のバランスの乱れにあるということ。いつまでも元気な体を維持するためには、スクワットで交感神経と副交感神経のバランスを保ち、免疫力を高めることが大切なのです。

相乗効果でどんどん健康に

自律神経のバランスを整えることは、効率よく健康を手に入れるためには不可欠です。

なぜなら、せっかく筋力や血流を高める運動をしても、自律神経のバランスが乱れていると、効果を最大限享受できないからです。

思い出してください。血管をコントロールしているものは何でしたか？　そう、自律神経です。自律神経が、体の中にある地球2周半分にも及ぶ血管すべてをコントロールしているのです。ということは、自律神経が正しく機能しなければ、血管はただの通り道と化し、脈を打たず、血液が行き渡ることはありません。

また、筋肉も当然、毛細血管で覆われています。筋肉は、毛細血管を通じて酸素や栄養を受け取り、しなやかに動くことができるのです。したがって、たとえボディビルダーのように強靭な筋肉があったとしても、自律神経のバランスが乱れて、**筋細胞に酸素や栄養が行き渡らなければ、それは「使えない筋肉」です。**

私たちが目指しているのは、体を正常に機能させるために、必要な筋肉を育むことのはず。筋肉を鍛えることだけに注力しても、それは叶えられません。

- スクワットを行うことで、筋肉が育まれ、血液が巡りやすくなる
- スクワットを行うことで、血流がよくなり、自律神経のバランスが整う

・スクワットを行うことで、自律神経のバランスが整い、血流を促すとともに、筋肉をスムーズに動かすことができる

スクワットを行うだけで、この3つが互いに影響を与え合って大きな相乗効果を生み、健康効果を加速度的に高めてくれるのです。

腸を動かすから便秘に効く

便秘が続くと、お腹が張って苦しいですよね。しかし、害はそれだけに留まりません。実は、便が出ないということは、全身に毒素をまき散らすようなものなのです。

想像してみてください。

炎天下に、生ゴミを放置しておくと腐ってイヤな臭いがしてきますよね。これって何かに似ていませんか？

人の体温は約36℃です。そして、便秘というのは不要物が排出されず、腸に残っている

状態です。

そう、便秘はまさに、炎天下に放置された生ゴミを体内にずっと置いておくようなもの。時間が経てば経つほど生ゴミの腐敗は進み、毒素を放ち、それが血液に乗って全身に運ばれていくのです。

全身に悪いものが巡るなんて、恐ろしいと思った方も多いでしょう。でも、毎日便が出ないからといって、下剤を飲むのはお勧めしません。

私は1995年から順天堂大学で「便秘外来」を開設していますが、基本的に下剤は処方していません。下剤に頼って便を排出できたとしても、その場しのぎに過ぎないからです。大切なのは、腸のぜん動運動（不要物を押し出す力）をサポートすることです。

ぜん動運動は副交感神経が優位なときに活発になるので、日ごろからリラックスを心掛けることが大切です。加えて、マッサージなどで体外的に腸の動きを促してあげると、さらに効果的。

お勧めは、P53の「腸活スクワット」です。

両手を頭の後ろで組むことで、指先と肩甲骨が連動するので、上半身をひねったときに脇腹がよく伸びます。脇腹がよく伸びると、腸も大きくひねることができるので、**お腹を**

直接触らなくても、ラクにマッサージ効果を得られます。

「便失禁」を防ぐ

スクワットをすると、肛門括約筋を鍛えることができます。肛門括約筋というのは、肛門を締める筋肉のことで、意思と関係なく肛門を締める「内肛門括約筋」と、意識することでキュッと締める「外肛門括約筋」の2種類があります。これら肛門括約筋が、出産の際に傷ついたり、加齢によって筋力が低下したりすると、便失禁を起こします。私は手術で肛門括約筋を作ることもあるので、たくさん実物を目にしていますが、便失禁に悩む方の多くは、だらんとゆるんでいます。

「便失禁」というと、介護を必要とするような方に限ったトラブルだと思われるかもしれませんが、実際はそうでもありません。日本人の20〜65歳の健常者300人を対象にした調査によると、4%の人が月に1回以上、便漏れがあると回答しています(日本外科学会雑誌104:538.2003)。つまり、便漏れは決して高齢者だけではなく、誰もが経験する可能性のある病気なのです。

肛門括約筋は肛門の収縮を司っている筋肉です。だから、**ここをしっかり鍛えることで、便失禁を防ぎやすくなります。**

「尿漏れ」を防ぐ

咳やくしゃみをした拍子に、おしっこが漏れて、ヒヤッとした経験はありませんか？その「尿漏れ」の主な原因は、骨盤底筋群の衰えにあります。

骨盤底筋群は、ハンモック状の筋肉の集まりで、膀胱や子宮などが下がらないように支える役割を担っています。また、しなやかに伸び縮みすることで、尿道や肛門が締まったりゆるんだりするのをサポートし、正常な排泄をコントロールしています。

骨盤底筋群は加齢とともに衰えやすくなりますが、特に出産経験のある女性は、赤ちゃんの頭が出るときに骨盤が大きく広がり、まわりの筋肉や靭帯を傷つけてしまうため、骨盤底筋群がダメージを受けているケースが多く見られます。

傷ついた靭帯は手術で補強するしかありませんが、衰えた骨盤底筋群は、自分で鍛えることが可能です。そのために有効なのがスクワットです。**スクワットをすると太ももの内側にある「内転筋」を鍛えることができます**。そして実は、内転筋と骨盤底筋群はつながっているのです。つまり、スクワットで内転筋を鍛えることが、骨盤底筋群を鍛えることになり、尿漏れを防ぐことにつながるのです。

昔は、和式トイレや畳での生活が一般的だったため、ふだんの生活の中で、自然とスクワットを行えていました。しかし現在は、洋式トイレやフローリングでの生活が主流です。したがって、骨盤底筋群を鍛えるためには、意識的にスクワットをすることが大切なのではないでしょうか。

運動で体に小さなストレスを与えると健康になる

「スクワットが体によいのはわかったけれども、運動をするのは疲れるから苦手」と思っている方がいるかもしれません。しかし、**体を適度に疲れさせること、すなわち小さなス**

トレスを与えること、実はそれがいいのです。

心と体は別々に捉えられることが多くありますが、本来ひとつです。しかし、現代人の多くは連動すべき両者が切り離された状態にあると言えます。

一日中、頭を使って仕事をしたり、人間関係でストレスを感じたり、心は常に疲労困憊《こんぱい》です。いっぽう体は、デスクワークが続いたり、のんびり部屋で過ごしたりして動かす機会がほとんどないため、まったく疲れがたまりません。心は疲れているのに、体は疲れない。これが慢性的に続くことで、心と体が徐々に切り離され、疲労度にギャップが生じていきます。その結果、「いつもなんとなく調子が悪い」という不定愁訴につながることが多くあります。

この、心と体の乖離《かいり》を防ぐ方法、それこそが「心と体の疲労レベルをそろえること」なのです。

もちろん、心の疲労を取り去ることで、心と体のレベルをそろえられたら最高でしょう。しかし、残念ながらそれは不可能。生きている限りストレスはついて回ります。そこで、私たちにできる体へ疲労を与える方法が、筋力トレーニングなのです。中でも、時間や場所を問わず、気軽に行えるスクワットは、最適だと思います。

「体を大切にすることは、体を休めることだ」と思っている方がいますが、私はそうは思いません。本当の意味で、体を大切にするというのは、体が本来持っている機能を充分に働かせる状態に整えることです。

それを叶えるために、**最小限の努力で、最大限の効果をあげられるのがスクワットなのです。**

第4章

スクワットで心も若返る！

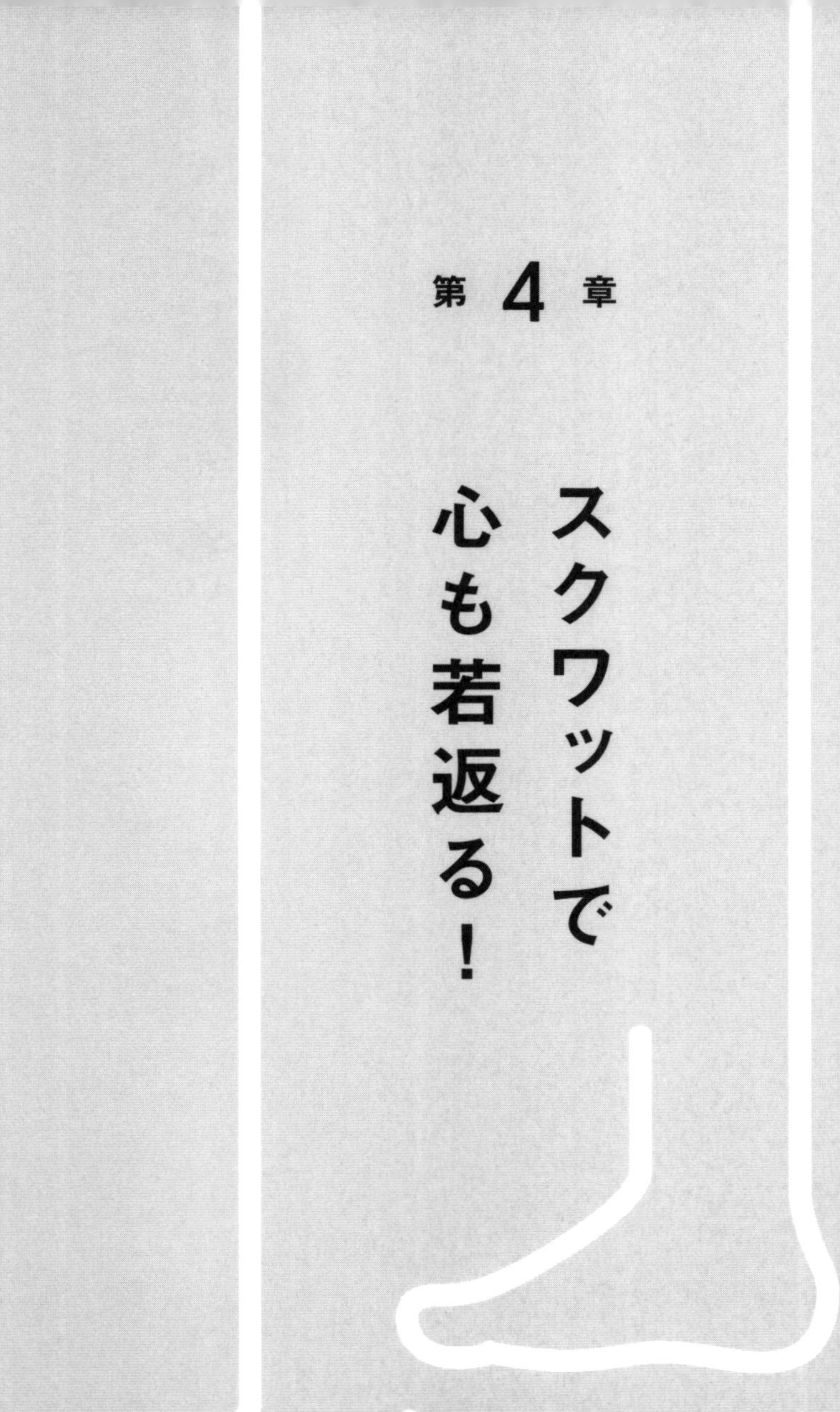

今日がいちばん、若い

「もう歳なんだから、今さらいいよ」と言う人がいます。

スクワットの素晴らしさに気づいた私は、この本の執筆中にも、何人かにスクワットを勧めました。でも、彼らは首を横に振るだけでした。もしかすると、読者の中にも、同じように感じている方がいるかもしれません。しかし、それはとてももったいないことです。なぜなら、**あなたにとって、今日がいちばん若いからです**。

90歳の方は「80歳のときはよかった」と思いますし、80歳の方は「70歳のときはよかった」と思います。過去を振り返れば、今日はいちばん歳をとった日ですが、未来に目を向ければ、今日はいちばん若い日です。

こうした考え方は、とても重要です。「人生を折り返す」という言葉がありますが、私はこの言葉があまり好きではありません。子どもが結婚したり、孫が生まれたり、定年退職をしたりして人生の節目を迎えると、人はだんだん、上手に折り返す方法を考え始めるようになります。過去を振り返りながら、残りの人生を逆算して、人生を終える準備を始めるのです。

しかし私は、決して「折り返す」必要はないと思います。**もう一度、高い山を登るつもりで、新しい道を切り開いていけばいいのです。**なぜなら、最終目標はやっぱり頂上、つまり天国だからです。

多くの人は、自分の可能性に気づいていません。正確に言うと、可能性に気づけるほど、体を使っていません。ほとんど使っていないに等しいわけですから、無理をしない程度に使い始めるだけで、1週間もしたら体はガラッと変わります。私自身も、1週間で変化を大いに実感しました。

今、私は医師会の階段を7階まで、エレベーターを使わずにこの足で上っています。最初は、2階や3階でへとへとになっていたのが、7階まで難なく上れるようになりました。横断歩道を渡るときも、全然違います。足がもつれることもなく、颯爽と渡ることができています。

面倒くさがり屋の私が、スクワットを継続できている理由は、やはり手っ取り早いというのがいちばんでしょう。当初は、スポーツクラブに入会することも考えましたが、まず、夜に行くのは無理。遅くまで仕事をしていますし、仕事終わりはくたくたで、とても運動する気にはなれません。それならばと、朝行こうと思っても、ベッドから起き上がると体は痛いし、腰痛もあるし、その元気が出てきません。

けれどスクワットなら話は別。**所要時間は約5分。必要なスペースは畳一畳。**いつでもどこでもできます。

今は、職場へ着いて、1時間ほど仕事をしてからスクワットをしています。スクワットはゆっくり行うことができるので、**ゆっくり考えることもできます。**深く呼吸をしながらスクワットをしていると、ふっとアイディアが浮かんだり、**考えがまとまったりする効果もあります。**疲労を感じるほどハードな動きではないので、仕事をする体力も充分保てます。

一般的に、運動は朝よりも夜に行うほうが安全だと言われています。朝は交感神経が優位になるので、ケガをしやすいからです。しかし、ゆっくり、自分のペースで行えるスクワットなら、その心配もありません。決してハードではないのに、体の深部に効く。それがスクワットなのです。

大切なのは「心技体」ではなく、「体技心」

「過去を振り返るのではなく、もう一度高い山を登ろう」と威勢のいいことを言っている私ですが、50歳を過ぎてからの2〜3年は、過去を振り返ってばかりいました。

大学時代、ラグビーに打ちこんだ青春の日々、言葉が通じずに苦労をしたけれども、たくさんの学びを得たイギリスやアイルランドでの病院勤務……。

誰にでも、「あの経験があるから、今の自分がある」という思い出があると思います。それらは、辛いときに自分を支えてくれる大切なものです。それはよくわかります。だから私も「なんか疲れるな」「先も見えてるしな」と後ろ向きになっていたころは、必要なときに、必要な思い出を記憶から取り出し、そのときの自分に足りない何かを補っていました。きっと、あのころの私に「過去なんて見るな。前だけを見てがんばれ」と言っても、受け入れられなかったでしょう。

でも、心のどこかでは、思い出に浸るのではなく、前を向かなくてはならないと感じていました。未来の扉を自分で開かなくてはいけない。それをしないことは、生きていることに対する冒瀆《ぼうとく》、と言うと少し大げさですが、人生を最後まで大切にしたいという思いが根底にはありました。

けれども、そんな思いは簡単に打ち砕かれてしまいます。歩いているとき、階段を上るとき、「ああ〜、やっぱり疲れるな。歳だな」と。せっかく前向きになった気持ちがなえてしまうのです。

だから私は思います。大切なのは「心技体」ではなく、「体技心」だと。

先立つものは心ではなくて体です。いくら気合いを入れても、体がついてこなくてはどうしようもありません。だからこそスクワットなのです。足腰が強くなれば、「なんかいけるんじゃないかな」と自然と思えるようになります。

スクワットのポーズをとっていると、不思議と活力がみなぎってきます。ラグビーのニュージーランド代表チームが、国際試合前に踊る「ハカ」という舞をご存じでしょうか。両足を屈め、手を叩き足を踏みならして自らの力を誇示する民族伝統の舞です。そのポーズは、スクワットに似ています。相撲の四股もスクワットに似ていますし、野球やサッカーで組む円陣も、スクワットに通じるものがあります。つまり、スクワットのポーズは闘いのシンボルなのです。だから、**スクワットを行うと体が鍛えられるだけではなく、メンタル的にもパワーが出る。**そして「体技心」を磨きあげてくれるのです。

過去を振り返ると治療もうまくいかない

「そうは言っても、思い出に浸るのは楽しいし、幸せなことだ。無理して前を見る必要はないのでは？」と思う方もいるでしょう。でも、私は過去を断ち切りました。具体的には、写真をほとんど捨てました。今、手元にあるのは高校時代のものが1枚と、大学時代の1枚、それだけです。

この話をすると、「せっかくの思い出が、もったいない」と、言われることがあります。でも、昔のものを見ても、何も得るものはないと悟りました。いくら写真を見て、「懐かしいなぁ。あのころはああだったなぁ」と思ったところで、何も生み出しません。そればかりか、過去を振り返るとき、人はどうしても「あのとき、こうしていればよかったな」などと、どうにもならないことへ思いをふくらませてしまいます。過去は、たしかに存在しているものです。しかし、過去を振り返った瞬間に、人間は現実的ではないことを考え出して、現実から離れてしまうのです。それに一体、何の意義があるのでしょうか。

患者さんの中にもいます。過去を振り返る方が。そして多くの場合、過去を振り返ることは治療の妨げとなります。

どういうことかというと、患者さんは、本当はもっと早くわかっていたのです。病院に来るまでに、症状は出ていたわけですから「もしかしたら病気かもしれない」と薄々気づいていたはずです。でも、忙しかったり、病名を知るのが怖かったりして、来院をつい先延ばしにしてしまった。その結果、病状が進んでしまい「どうしてもっと早く病院に来なかったのだろう」と、過去の自分を責めるのです。そうなると、治療は進みません。これから行う治療に真正面から向き合わず、後悔ばかりしていたら、治る病気も治りません。今はもう、この現状をいかに受け止めて、前を見られるかどうかにかかっているのです。

過去を見ずに、前だけを見る。人間が生きていくためにはそれが大切だと思います。

今日から新しい歴史を作る

「今日を最後の一日だと思ってがんばろう」という考え方があります。

たしかに、人生が終わる瞬間は誰にもわからないので、その覚悟を持って、精一杯生きることは大切だと思います。しかし、私はその考えにあまり共感できません。

正直に申し上げると、もし今日が人生最後の一日だとしたら、私は今、ここで原稿は書いていないでしょう。仕事などせず、きっと、大好きなゴルフをして過ごすと思います。考え方は人それぞれですが、私は、今日が最後だと思ったら逆にがんばれません。「じゃあ、もういいか」と、暗い気持ちになってしまいます。

私が、なんとかがんばろうと思えるのは、明日もきっと生きていると思っているからです。**今日という日が、明日の血となり肉となると信じている**からこそ、今日一日をがんばって生きようと思うのです。

だから私は、**スクワットをしているとき、いつも未来の自分をイメージしています。** 10

年後、20年後、30年後の自分が元気にスクワットをしている姿を思い描いているのです。

生きていれば、気持ちが沈むこともありますが、一日1回でも、10年後、20年後、30年後のことを考えるというのは、とても大事なことだと思います。**今日から新しい歴史を作る。**その気持ちが大切ではないでしょうか。

新しい歴史は、何でもいいと思います。特に、仕事をリタイアされた方は、今までできなかったことに挑戦する時間を手に入れています。写真を撮ったり、絵を描いたり、塗り絵をしたり。心がときめくような経験は、その人にとって、新しい歴史になります。

私自身は、今、書道のアートに興味があります。太い筆を使って、サーッと文字を書くのはカッコいいですし、素人の私が書いても、「味」として許容されそうな甘い期待もあります。

だからこそ、新しい歴史を作り出す力が必要。新しい自分の道が、スクワットをしながらどんどん開けていくのです。ワクワクしてきませんか？

死ぬときは畳一畳

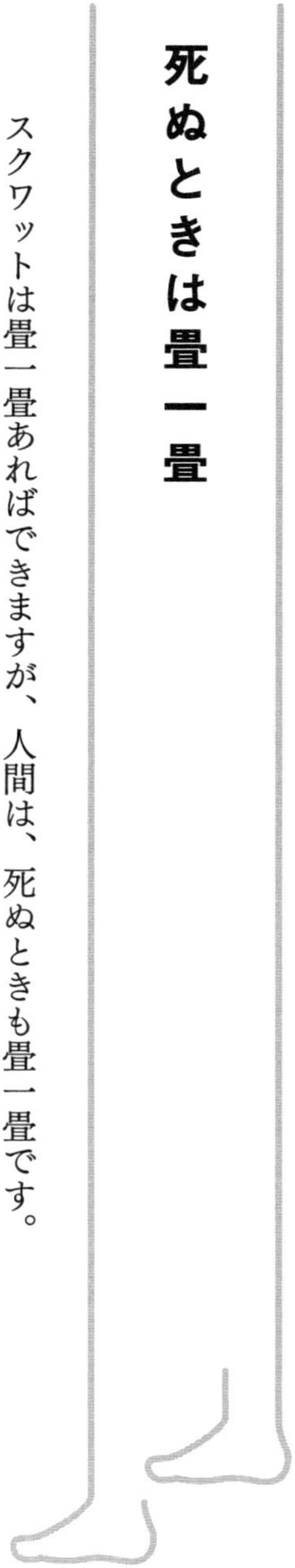

スクワットは畳一畳あればできますが、人間は、死ぬときも畳一畳です。

患者さんが亡くなっていく姿を見ていると、いろいろなことを感じます。肉体が動かなくなり、脈が止まり、呼吸も停止し、すべてが無になる。そこにあるのは、本当にただの抜け殻です。「この人は、どんな人生を送ったのかな」「幸せな人生だったのかな」と、亡《なき》骸《がら》を前にさまざまな思いが押し寄せますが、たとえどんな人生を送ったにせよ、行きつく場所は畳一畳なのです。

だからやっぱり、畳一畳で本当に幸せに思えるような死に方をしたい。そう強く思います。そのためには、**常に自分の足で歩いていたいし、食事もおいしくいただきたい**。自分は悔いのない人生を過ごしたんだと胸を張れるだけの、何かを成し遂げたい。しかしそれは決して、大それたことである必要はありません。

私の場合は、これまで100冊以上本を出版していますが、意外とそういうことは最期には残らないかもしれません。それよりも、日々ずっと継続してきたことのほうが充実感を得やすいように思います。**「毎日スクワットだけはちゃんと続けた」。それで充分ではありませんか。**継続した何かがあるというのは、心のよりどころになります。それが、その人の生きた証になるからです。

一日一日、10年後、20年後、30年後の元気な自分をイメージしてスクワットをする。そうやって、前を向いて過ごしていると、本当に10年、20年、30年経ったとき、後悔して過ごした場合に比べて、まったく違う毎日が待っていると思います。

第5章

スクワットの効果を高める健康習慣

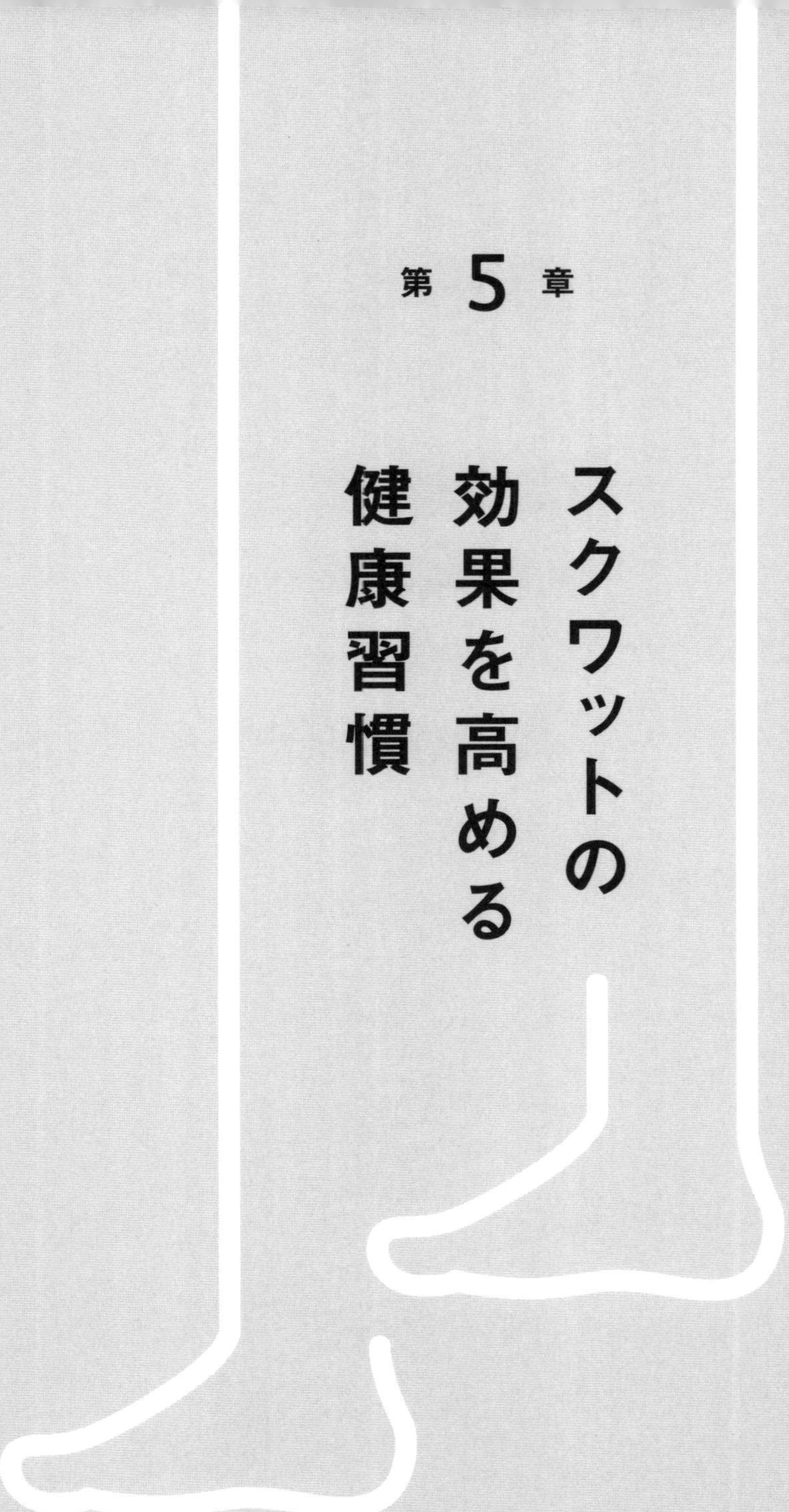

30分早起きして「ゆっくり」を意識する

スクワットを行うだけで、数多くの健康効果が手に入るとお伝えしてきましたが、この章ではその健康効果をさらに高める習慣についてお話ししたいと思います。

スクワットに取り組む前にお勧めのちょっとした行動や、実践中に意識したいことなど、簡単な習慣を10個ご紹介します。

とはいえ、すべてを完璧に行う必要はありません。「9個はできたけど、あと1個はできなかった」と思い悩むと、自律神経のバランスが乱れてしまうため、かえって体によくありません。人間は機械ではありませんから、日々の生活において、できること、できないことにムラが生じるのは自然なことです。「毎日、10個できなくても、それは想定内のこと」と思えば、心に余裕が生まれます。ですから、基本的には、第2章でご紹介したスクワットを行うだけでＯＫ。そのうえで、時間や気持ちに余裕がある日は、いくつか実践してみたり、一日1個ずつ、気分転換がてら行ったりするとよいでしょう。

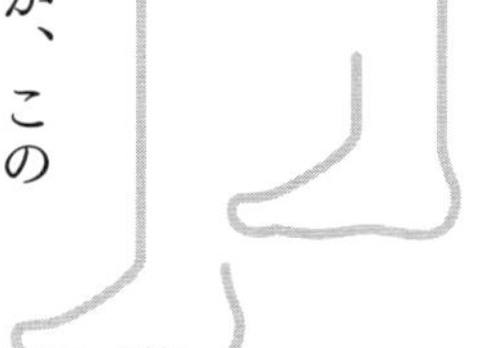

［朝、ゆっくり過ごす］

自然と呼吸が深くなる
↓
自律神経の
バランスが整う
↓
エネルギーが満ちて
調子がいい

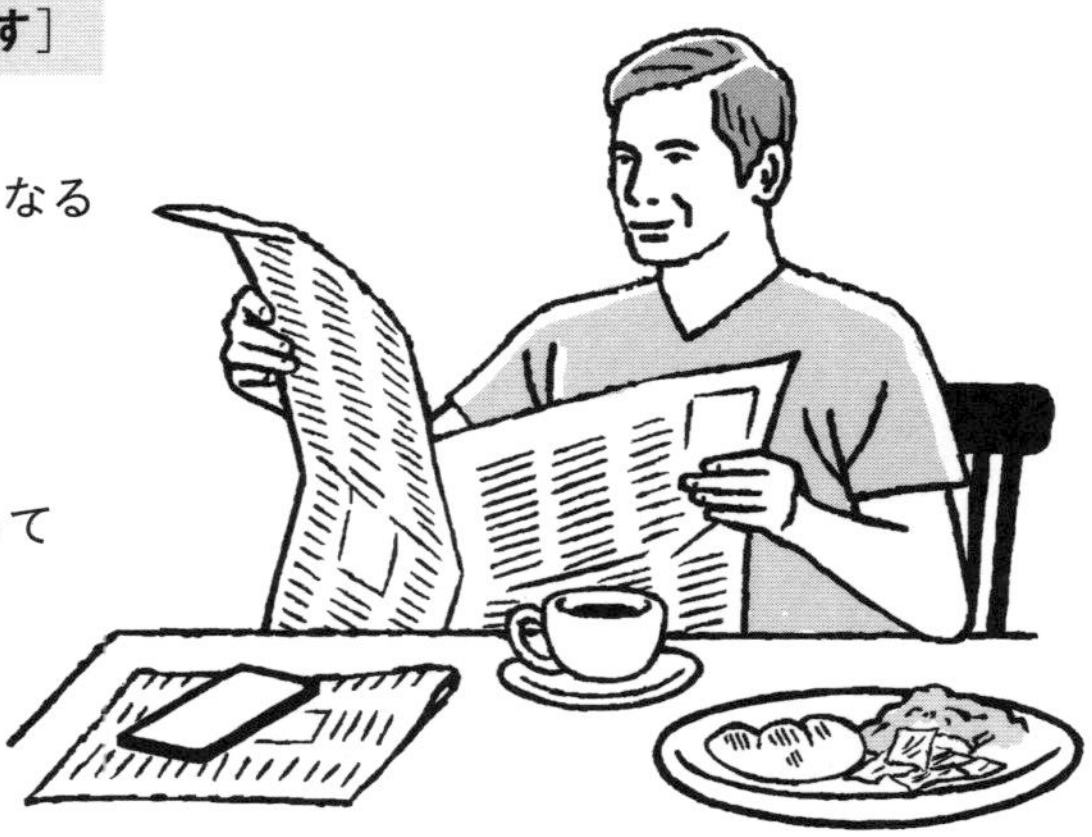

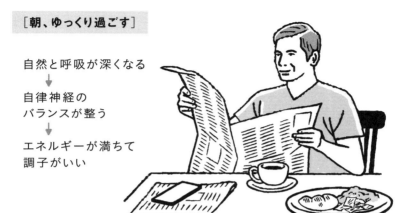

［朝、バタバタ過ごす］

呼吸が浅くなる
↓
自律神経の
バランスが乱れる
↓
イライラしやすくて
調子が出ない

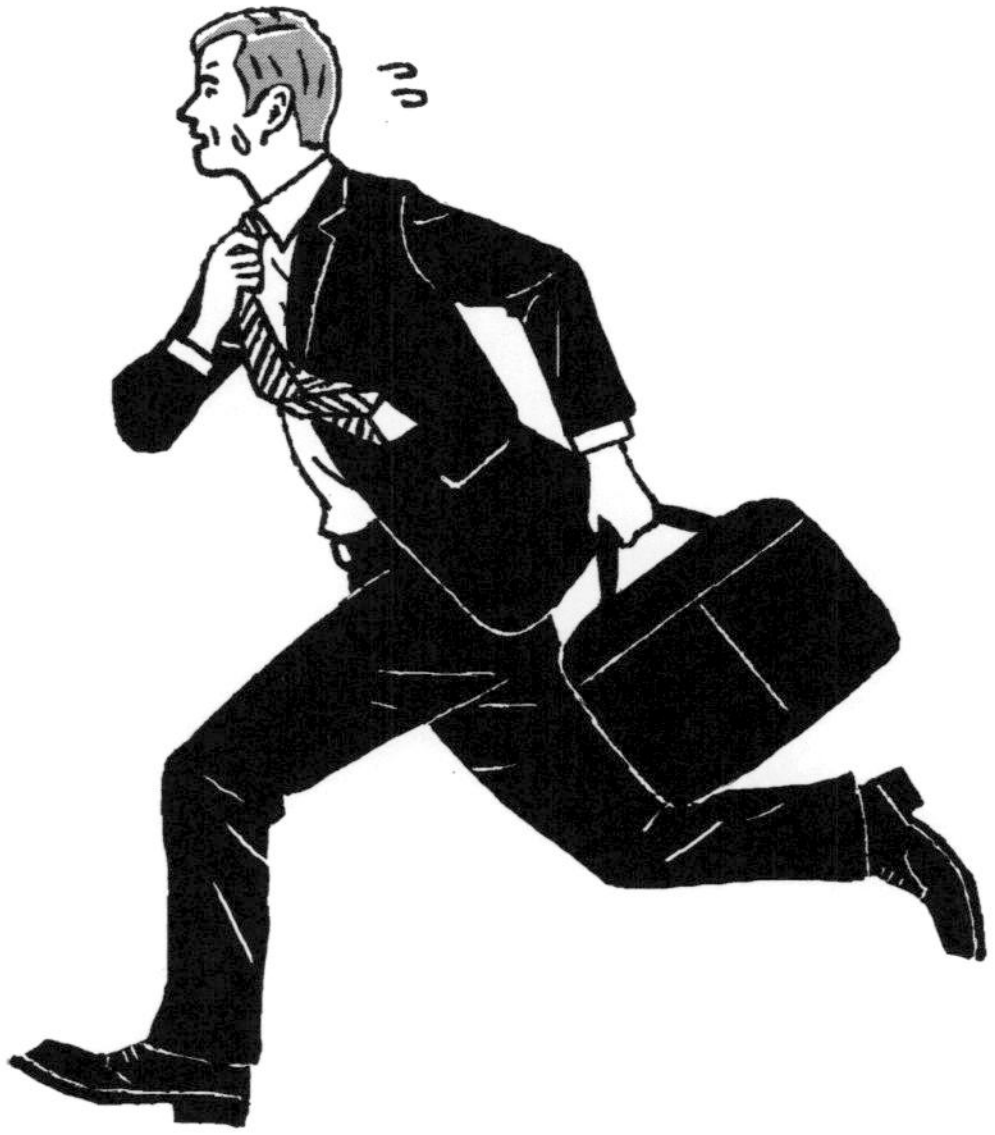

大切なのは、完璧に行うことではなく、毎日少しでもいいから継続することです。体の変化を楽しみながら、取り組んでみてください。

まず、お勧めしたいのは、今までよりも**30分早く起きて、心に余裕を持たせることです。**気持ちにゆとりがある状態でスクワットをする、朝ごはんをゆっくり食べる、丁寧に歯磨きをする……。朝、すべての行動において**「ゆっくり」を心掛けると、その日一日、体も心も人間関係も、すべてがよい方向に進みます。**なぜなら、ゆっくりを意識して動くだけで、自然と呼吸が深くなり、自律神経のバランスが整うからです。そうすれば、血流がよくなり、腸の働きも活発になり、体にエネルギーが満ちてくる。しかも、自律神経には「継続性」という特徴があるので、その素晴らしい状態は一日中続きます。

反対に、ギリギリまで寝てバタバタ過ごしたら、すべてが悪い方向に進みます。時間がなくて焦っているので、信号を待っている間もイライラするでしょうし、行く手を阻む人込みも、不快に感じることでしょう。そうした精神状態では、穏やかな一日を過ごせるはずがありません。朝の過ごし方が、その日一日のパフォーマンスを決めるのです。

昔から、「早起きは三文の得」と言いますが、それは朝の過ごし方が、一日を左右することを昔の人も実感していたからではないでしょうか。

起きたらコップ1杯の水を飲む

朝起きてすぐ、私がすることは、コップ1杯の水を飲むことです。

胃腸と副交感神経はリンクしているため、水を飲むと、胃腸の神経がいい意味で刺激されて、副交感神経のレベルが上がるのです。

腸は、食べた物の栄養を吸収し、全身の細胞へ送る重要な臓器ですが、役割はそれに留まりません。腸には約60%の免疫細胞が集まっているうえ、幸せホルモン（セロトニン）の約90%は腸管で作られています。したがって、腸を健やかに保つことはとても大切。副交感神経のレベルが上がれば腸は健やかに保たれますし、腸が健やかであれば副交感神経のレベルも上がります。

水は、朝だけではなく、**一日を通してこまめに摂取するのがお勧めです。一日1～1・5リットルが目安です。**

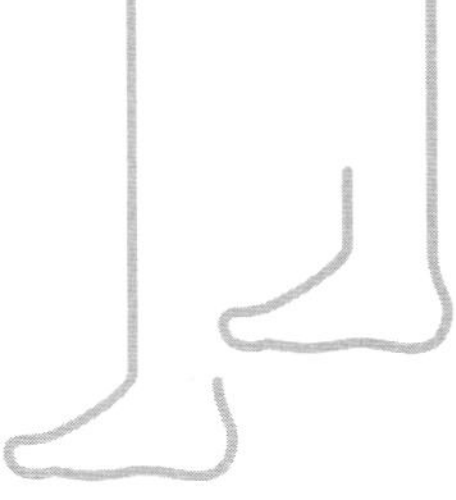

水を飲む
↓
胃腸が刺激される
↓
副交感神経の働きがアップ

1日1～1.5リットルが目安

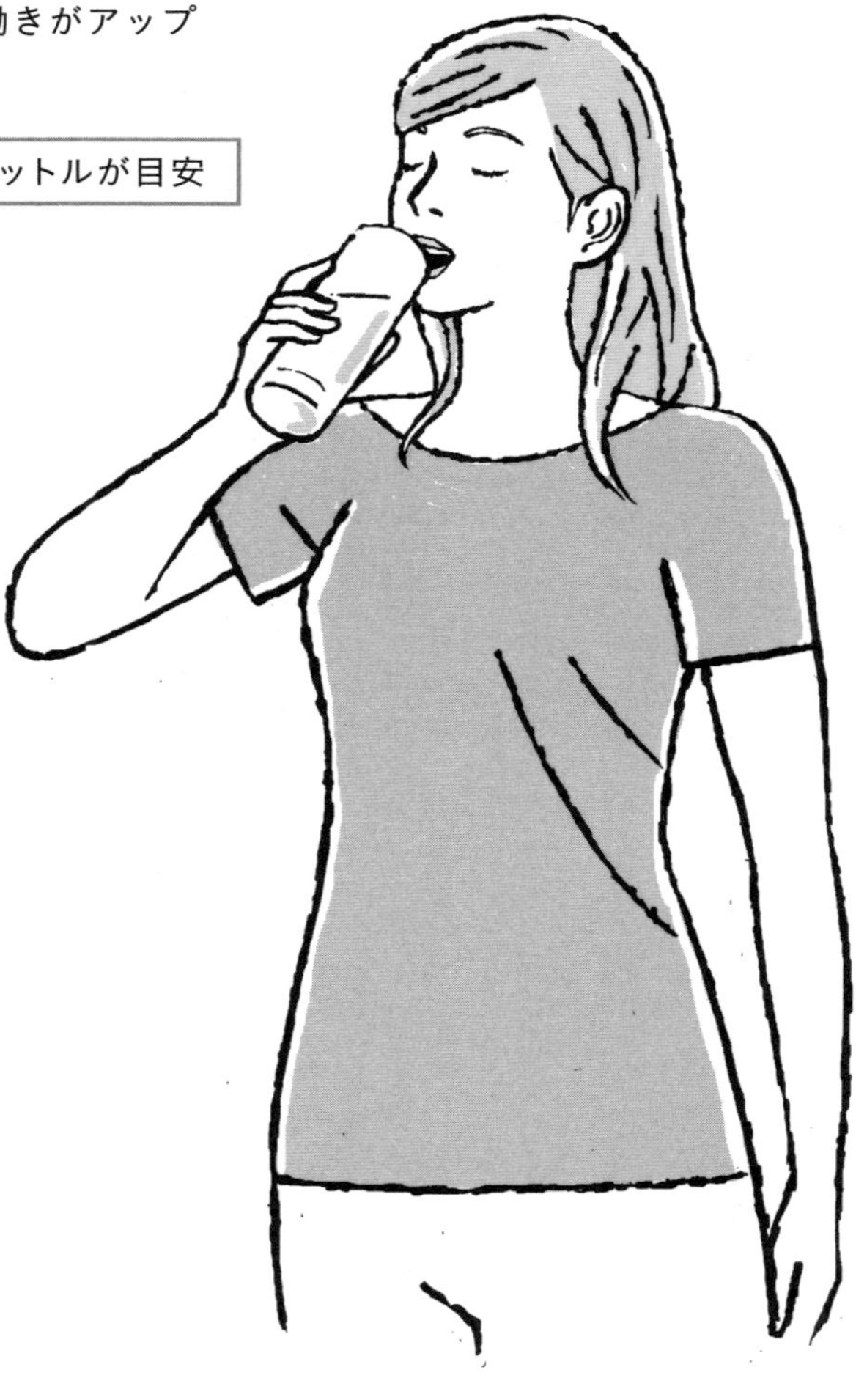

体に水が不足して、いいことはひとつもありません。人間の体の約60%は水でできており、そのうち75%が細胞の中に、残りの25%は血液やリンパ液に入っています。そして、一日約2リットルの水分が尿や汗として排出されるので、こまめに補給しないと血液がドロドロになってしまいます。

飲んだ水が全身に行き渡り、胃腸が活発になり、細胞一つひとつにサラサラの血液が届いていく。そんな様子をイメージしながら、こまめに水を飲むようにしましょう。

朝日を浴びる

朝、スクワットを行うときは、ぜひ**カーテンを開けて、朝日を浴びながら行ってください。**それによって、細胞一つひとつに組みこまれている「時計遺伝子」が動き出します。

時計遺伝子とは、体内時計を管理して、新陳代謝やホルモンの分泌などを、約24時間周期でスムーズに行えるようにコントロールしているもののこと。

ところが、体内時計は24時間より少し長いため、放っておくとどんどんずれていきます。

朝起きたら
曇りや雨でもカーテンを開けて
自然光を浴びることが大切

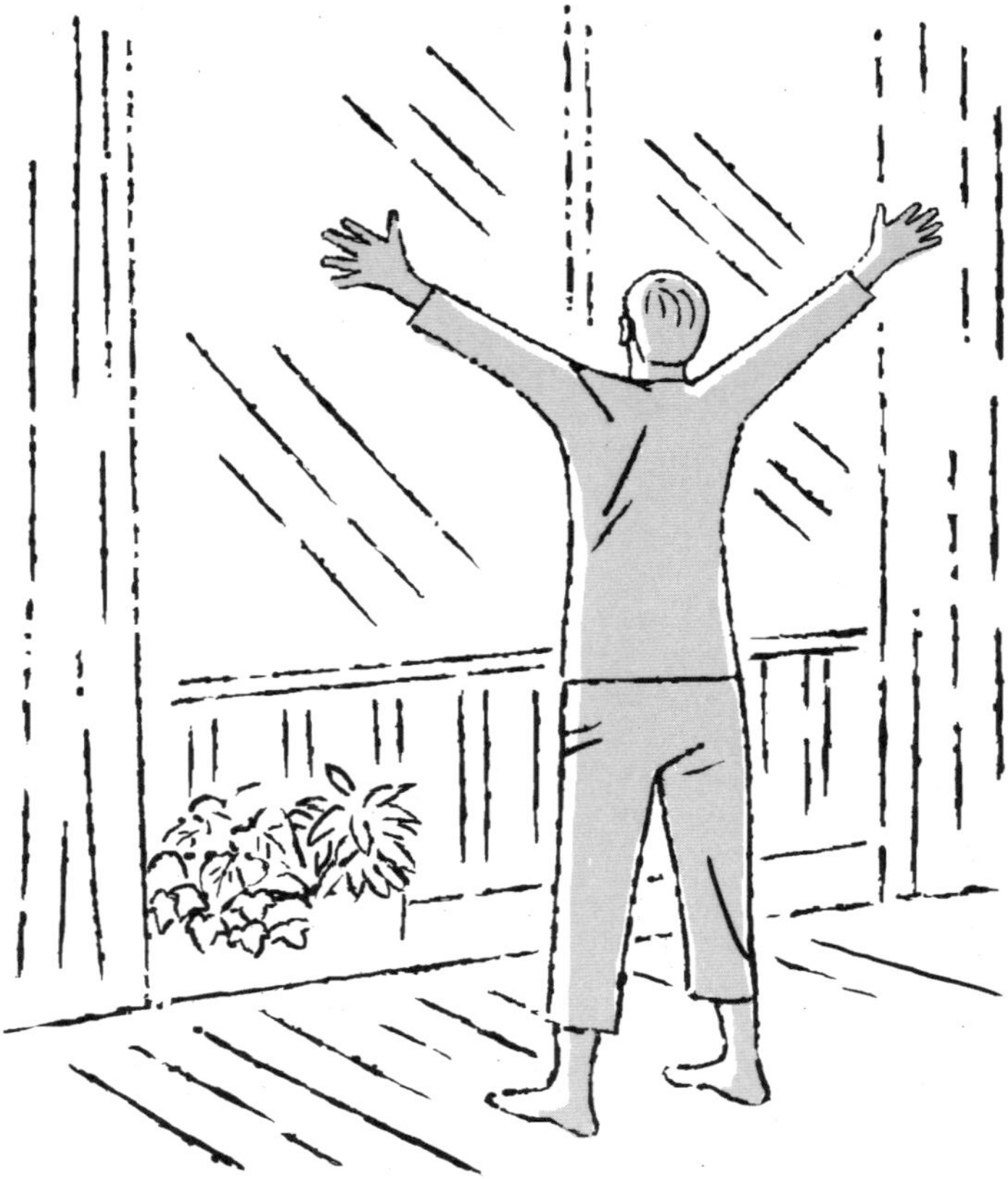

そうすると、自律神経やホルモン分泌が乱れ、抑うつ、睡眠障害、疲労感、肌荒れ、ストレス太り、心臓病、骨粗鬆症、ガン発生リスクの上昇などの健康被害を招きます。

そこで重要なのが、時計遺伝子をしっかり働かせることです。朝日を浴びるのは、そのスイッチを押すようなもの。

朝起きたら、自然の光を浴びましょう。曇りや雨でもかまわないので、カーテンを開けてください。曇りや雨だと、光が届いていないように感じますが、部屋の照明に比べると5倍以上明るいと言われています。

また、自然光を浴びるタイミングも大切です。実は体内時計は、起床して2時間経つとリセットが間に合わなくなります。そのため、起床の2時間以内に太陽光を浴びるのもポイント。**スクワットで、心地よく体を動かしながら、体内時計をリセットする**ことで、細胞が活力を帯び、快適な一日が送れます。

脳が「快」と感じる音楽を聴く

スクワットをする際に、音楽をかけるのもよいでしょう。脳は音楽を「快」と感じるようにプログラムされているので、いい音楽を聴くと副交感神経が高まり、スクワットによる健康効果も得やすくなります。

それでは、「いい音楽」とは何なのでしょうか。

ポイントは3つ。

- テンポが一定である
- 音階の変化が少ない
- 曲の長さは4〜5分（自然に聞き流せる長さ）

私はよく、SMAPの「ありがとう」や、ショパンのエチュードなどを聴いています。

・テンポが一定
・音階の変化が少ない
・自然に聞き流せる長さ

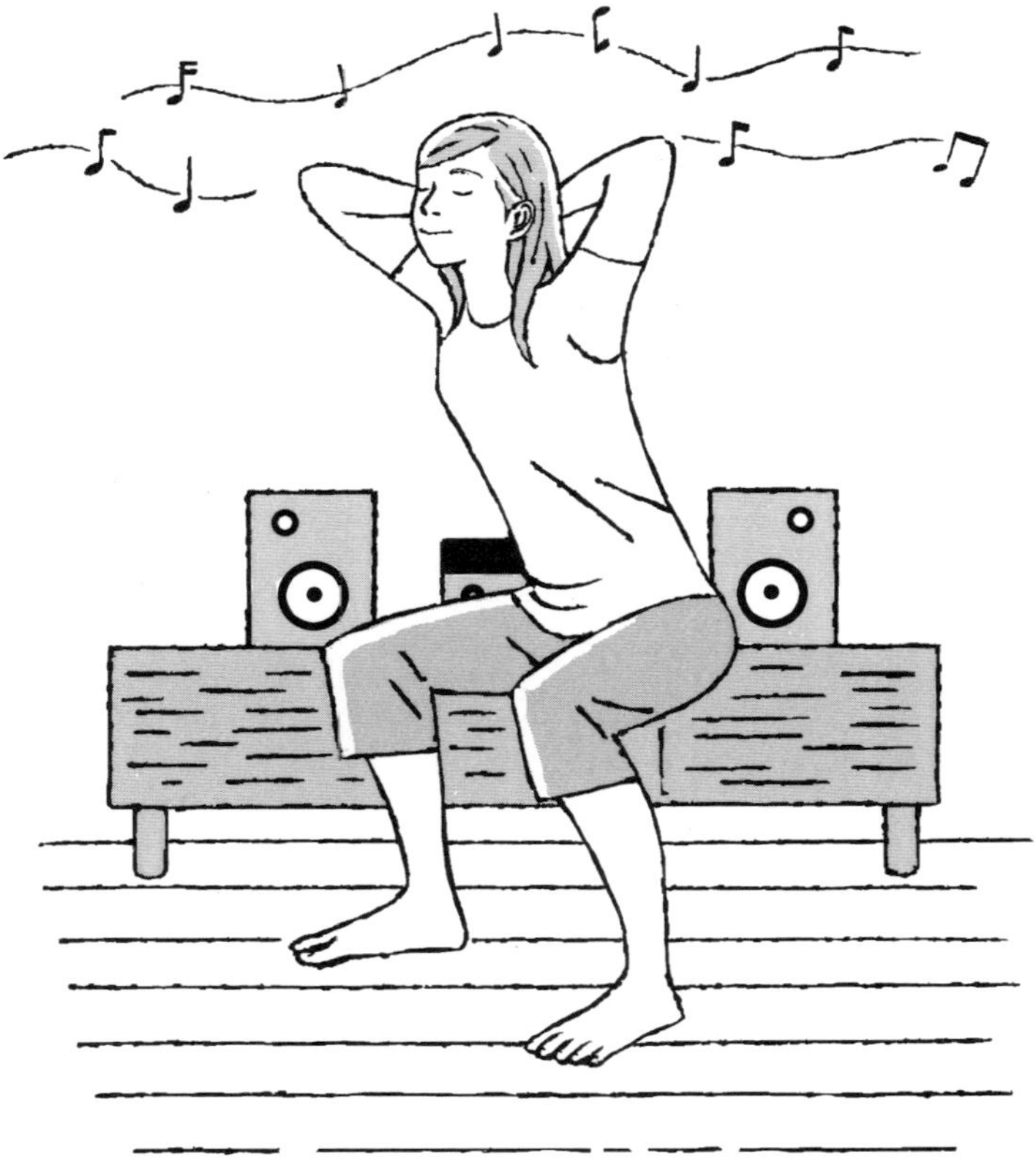

元気がないからといって、無理にアップテンポの曲を聴く必要はありません。「無理」は自律神経を乱す大敵です。

ちなみに、一日の疲れをとるには、アルファ波が出る癒し系の音楽ではなく、むしろロックミュージックのほうが向いています。ロックの規則的なリズムには、自律神経のバランスを安定させる働きがあるからです。私も仕事で本当に疲れたときは、レディー・ガガを聴いています。そうすると、不思議なことに疲れがとれて、体が軽くなります。

常に笑顔を心掛ける

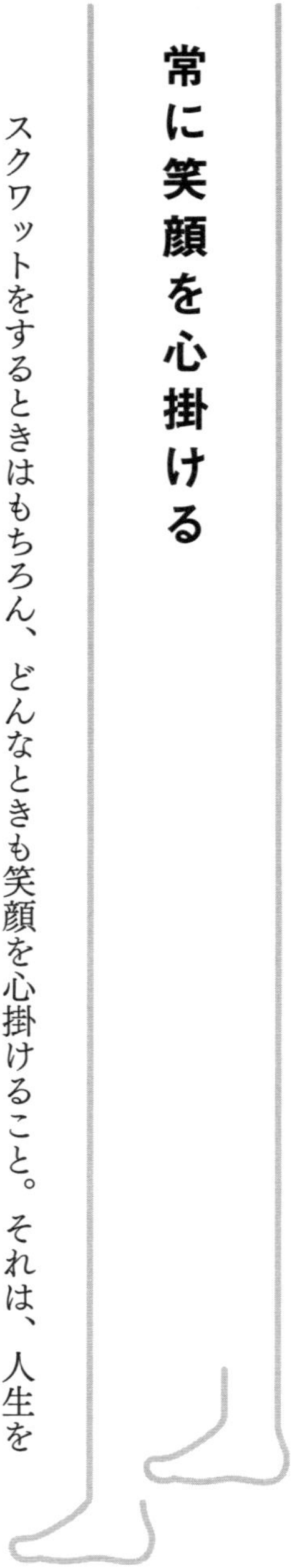

スクワットをするときはもちろん、どんなときも笑顔を心掛けること。それは、人生をよりよいものにする、とても簡単で効果の高い方法です。

「笑う門には福来る」と言いますが、医学的に言うと**「笑う人は健康になる」**。これはまぎれもない事実です。

笑うと、副交感神経が高まります。いろいろな表情をしたときの自律神経の状態を計

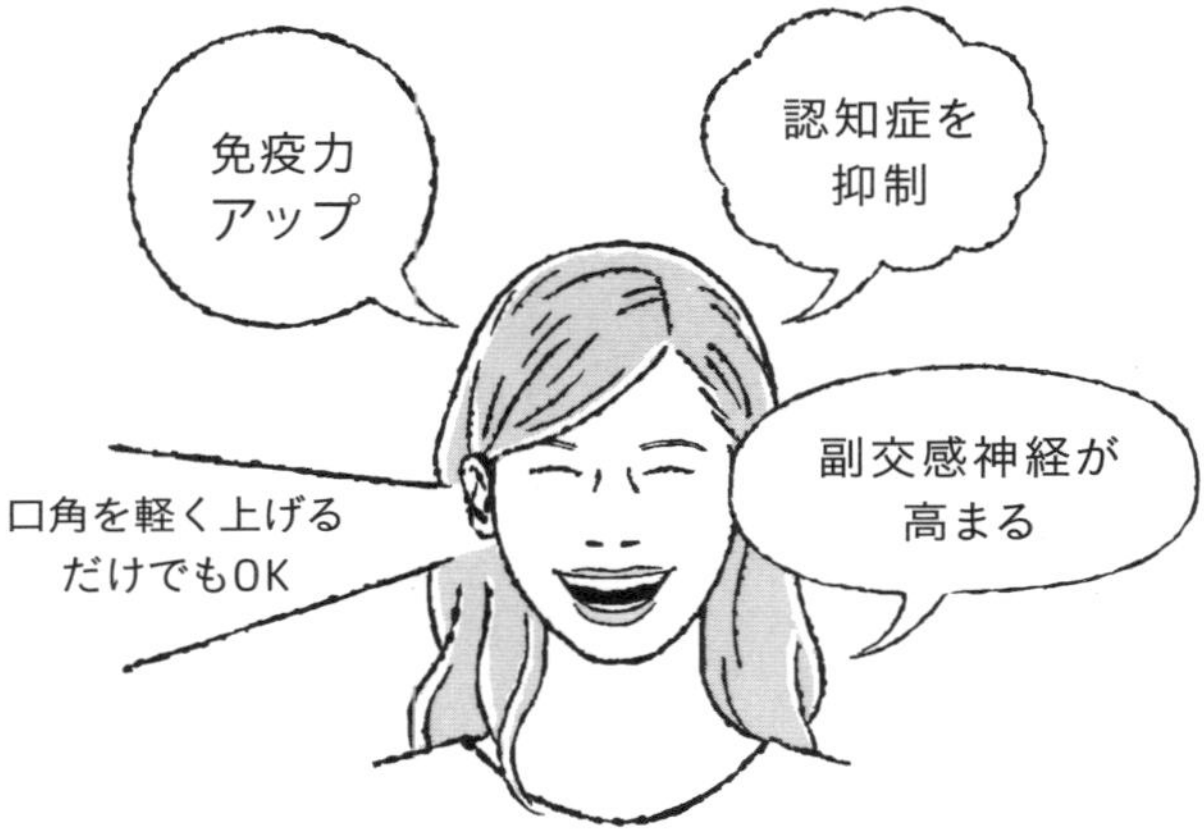
免疫力
アップ
認知症を
抑制
副交感神経が
高まる
口角を軽く上げる
だけでもOK

笑う人は健康になる！

測・比較する実験をしたところ、笑顔を作ると副交感神経が高まるという結果を得ました。心から笑うのはもちろん、口角を軽く上げるだけでも同様の効果があります。自律神経は顔の神経や毛細血管とも密接に関係しているため、笑顔を作って顔筋の緊張がほぐれることで、副交感神経がアップするのではないかと思います。

笑うと、自律神経のバランスが整うので、心身ともに健康になりますし、脳が活性化して、認知症の抑制にもつながります。また、リンパ球が活性化するので、免疫力も高まります。

反対に、ちょっとしたことでイライラしたり、怒ったりするのは、百害あって一利なし。怒ると交感神経が過剰になるので、血管が収縮します。そして血管の中を通る血球が破壊され、それが血管の内側を傷つけるとともに、血液をドロドロにします。ですから、怒ったときは、イライラを鎮めて、笑顔を作るのが大事。

イライラを鎮める方法は、意外と簡単です。**「怒っている自分を自覚する」**。それでＯＫです。たとえば、飲み会で盛りあがっているときに、「もうすぐ終電だよ」と声がかかると、急にテンションが下がることがありますが、それと同じメカニズムです。自分が置かれている状況を自覚することで、高ぶっていた感情が収まって、交感神経が落ち着きます。

一日1か所、片付ける

自律神経のバランスは、環境にも大きく左右されます。環境とは、部屋が散らかっている、イヤな臭いがする、暑い・寒いなど、その人が置かれている状態のことを指します。

当然ながら、心地よい環境に身を置くことが、自律神経のバランスを整えることにつながります。すっきり片付いた部屋で、のびのびとスクワットをするのは、とても気持ちが

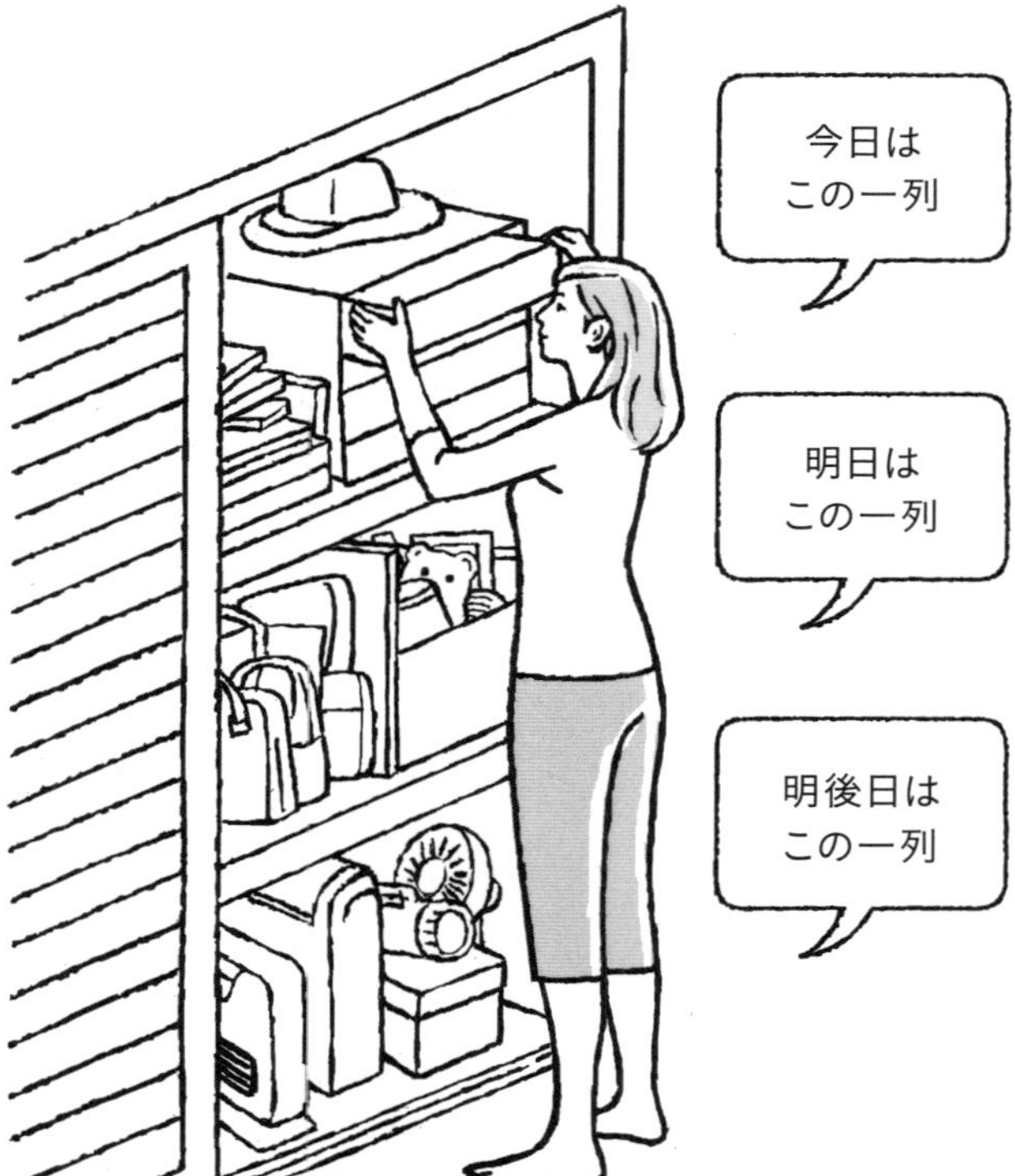
今日は
この一列
明日は
この一列
明後日は
この一列

いいものです。しかし、だからといって、一気に部屋を片付けようとはしないでください。あちこち手をつけると、交感神経が高まり、自律神経が乱れてしまいます。

ポイントは、一日1か所だけ片付けること。実は、**片付けという行為には、副交感神経を高め、気持ちを落ち着かせる作用があるのです。**

片付ける際は、引き出しのいちばん上や、書棚の一列など、「1か所だけ」というのがポイントです。このとき、せっかくだから全部きれいにしようと思ってがんばり過ぎると、その瞬間、交感神経が高まり、自律神経が乱れてしまいます。

自律神経を整えるためには、毎日少しだけ片付けることが有効です。それが、バランスを整えるスイッチなのです。

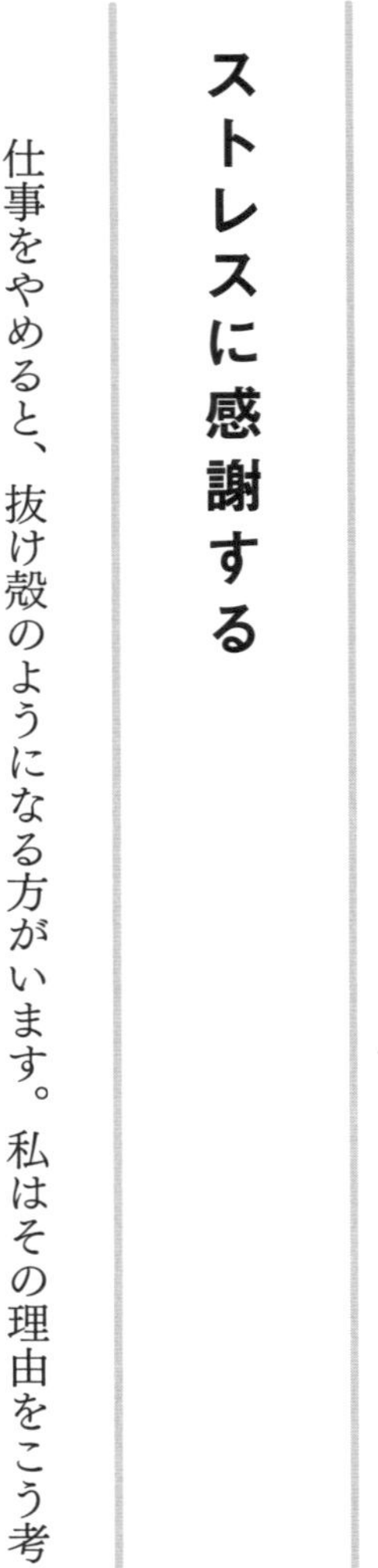

ストレスに感謝する

仕事をやめると、抜け殻のようになる方がいます。私はその理由をこう考えます。

「人生の悪玉菌が減ったせいで、自律神経のバランスが乱れたから」

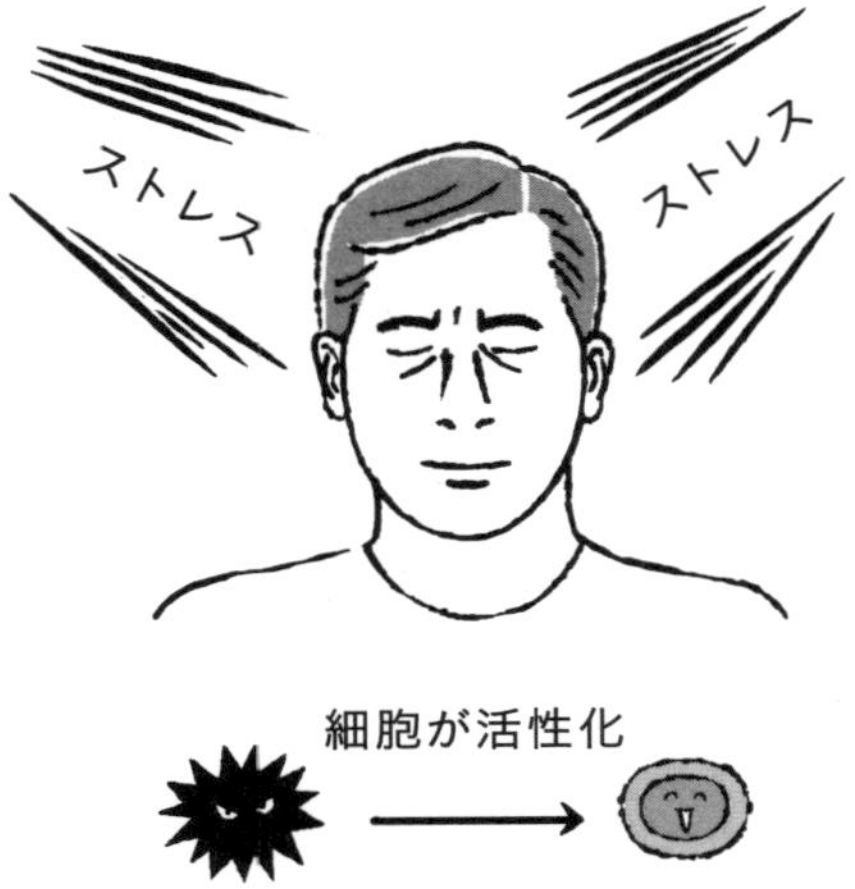

さて、「人生の悪玉菌」とは何のことでしょうか。その正体は、ずばりストレスです。ストレスは、ゼロに近いほどよいことだと思われるかもしれませんが、そうではありません。実は、**適度なストレスは、自律神経のバランスを整え、生命力をより高める**ために必要なものなのです。

「ストレスなんて感じずに、楽しく過ごしたいのに、なぜストレスを増やさなくてはいけないのか？」といぶかしく思われるかもしれません。しかし、人生にも腸にも、適度な悪玉菌は欠かせない存在です。

健康な腸内には、総量約1・5キロ、500兆〜1000兆個の腸内細菌がすんでいて、悪玉菌が1割、善玉菌が2割、どちらにもなりえる日和見菌《ひよりみきん》が7割います。そして、「悪玉菌は悪なのか？」というと、決してそうではありません。善玉菌が活性化し、日和見菌を味方につけるためには、悪玉菌の刺激が必要だからです。

人生も、腸と同じ。悪玉菌が欠かせません。小さな悪玉菌、つまりストレスがあるおかげで、大きなストレスを軽く感じることができますし、不安や恐れがあるおかげで、適度な緊張感を保つこともできるのです。

だから、**ちょっとしたストレスがあれば、それに感謝する。**「この悪玉菌のおかげで、自分の細胞はすごく活性化されているんだな」という意識を持つ。それが大切です。毎日スクワットをすることだって、小さなストレスに他なりません。「面倒くさい」と思う心もあるでしょう。でも、それがいいのです。体と心に適度なストレスを与えることで、あなたの自律神経のバランスは整い、生命力が高まっていくのです。

ため息をつく

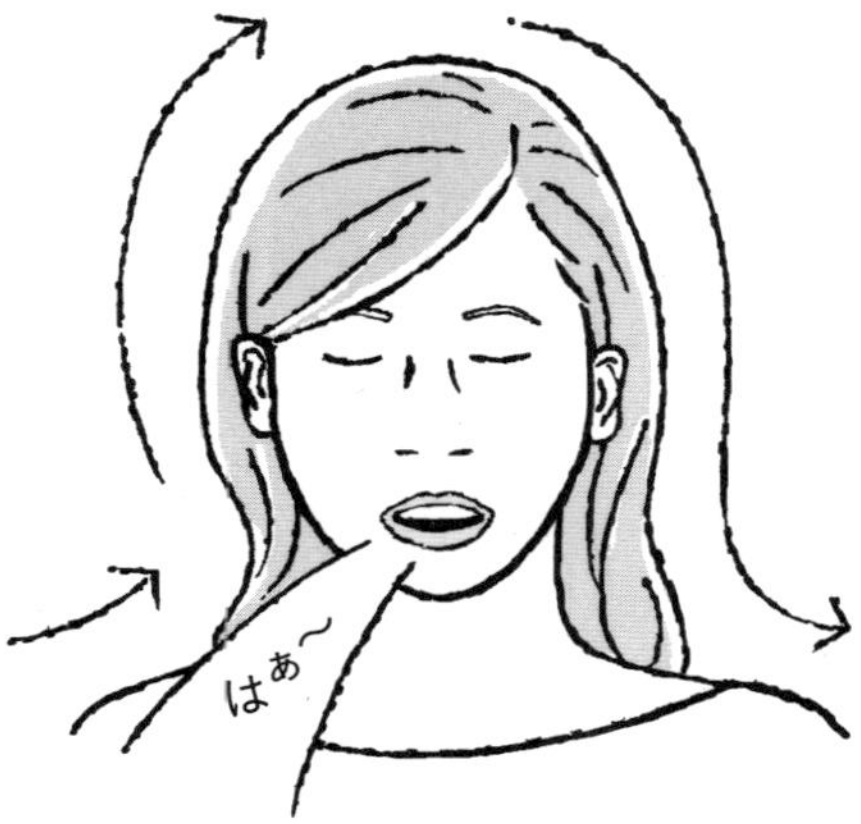

イヤなことがあると、「はぁ……」と深いため息が出ることがあります。昔から、「ため息をつくと幸運が逃げる」と言われているので、ため息が出そうになると、ぐっとガマンする方もいることでしょう。しかし、それは医学的には誤りです。ため息をつくことは、幸運を逃すどころか、健康をもたらす最高の方法です。

そもそもため息は、呼吸が止まっているときにつくものです。人は、何かに集中していたり、思いつめたりしていると、ついつい呼吸が浅くなります。

体としては、早く酸素が欲しい。たっぷり酸素を取り入れて、全身の細胞に届けたいと思っています。だから、ため息をつくのです。深く息を吐くことで、大きく酸素を取りこむ準備をしているのです。それなのに、ため息をガマンしたらどうなってしまうでしょう。息を吐き切れないせいで、肺は酸素をたっぷり取りこむことができず、体はずっと酸素が不足した状態になります。手や足の細胞も、脳も、臓器も、酸素が足りないため、本来のパフォーマンスを発揮できません。

ため息をつくと、血液がスムーズに流れ出す様子は、実験でも確認できます。だからどうぞ安心して、ため息をついてください。ため息は、自律神経のバランスを上手に整える、本能的なリカバリー作用なのです。

日記を書く

私は約20年間、日記をつけています。自分を省みたり、目標を設定したりするうえで、日記は大いに役立ちます。ただし、長々と書く必要はありません。

私が日記につけることは、たった3つです。

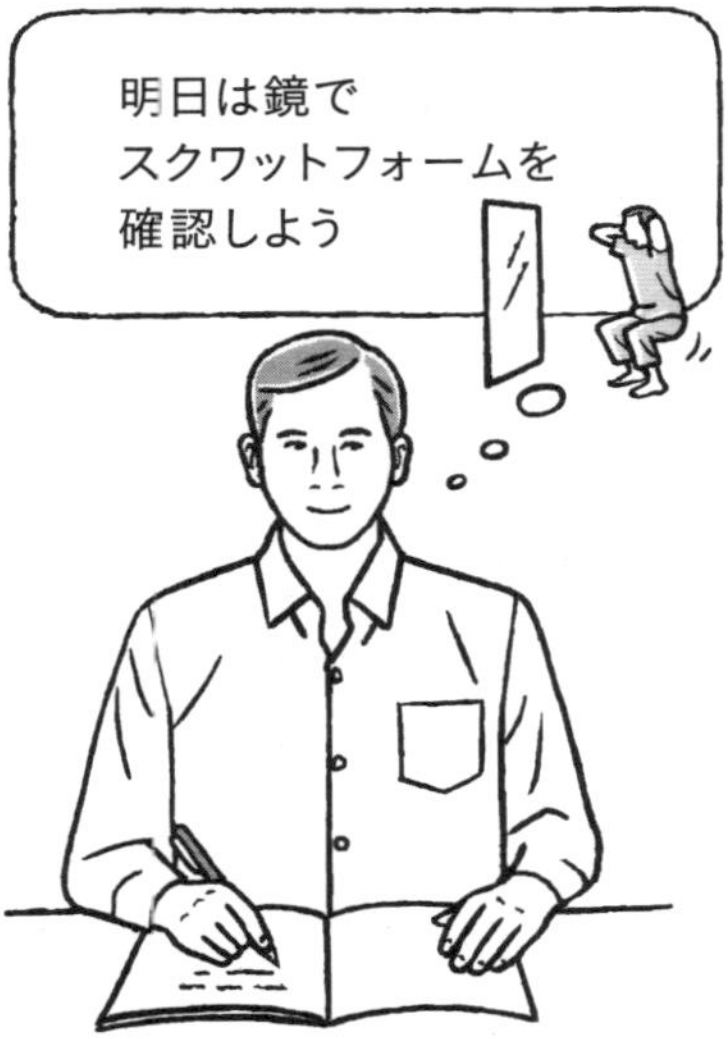
明日は鏡で
スクワットフォームを
確認しよう

❶その日いちばん失敗したこと
❷その日いちばん感動したこと
❸明日の目標

これは、アイルランドで働いていたときに、同僚の医師に勧められた方法です。

まずは、失敗したことを書きます。失敗は、自分がしたことの中でいちばん冷静に振り返らなくてはいけないことなので、心がまっさらな状態でその日一日を省みます。そして、反省を終えたら、明日からまたがんばる気持ちを持つために、感動したことを書きます。日本人は、失敗や反省だけをつづる人が多いのですが、それだけだと気持ちが暗くなり、自分を追い込み過ぎてしまいます。**モチベーションを維持するためには、感動したことも絶対に書くべきです。**

3つ目に明日の目標を書くのは、私なりのアレンジです。**目標を立てると、やるべきことが明確になるので不安が消えます。**自分のとるべき行動がわかっていれば、不安は消えるもの。人生に不安や心配はつきものですが、この3つを就寝前に記すだけで、自律神経のバランスはとても安定します。

この本を読んでいる方ならば、スクワットについて記録をするのもいいですね。

たとえば、こんな具合です。

❶その日いちばん失敗したこと（スクワットをするとき、呼吸を止めてしまった）

❷その日いちばん感動したこと（ビルの3階まで、階段をラクに上れた！）

❸明日の目標（鏡でスクワットのフォームを確認する）

文字にすることで、変化を実感しやすくなりますし、毎日続けられていることが自信になります。

質のよい睡眠をとる

睡眠が不足すると、副交感神経のレベルが低くなり、自律神経は必ず乱れます。すると、血流が悪くなり、身体機能が低下するので、いくら体によいことをしても効果は半減してしまいます。

ですから、とにかく夜は、副交感神経を優位にすることを意識して、質のよい睡眠をとるように心掛けてください。副交感神経は、24時過ぎに活動のピークを迎えるので、24時までにはベッドに入るのが理想的です。

睡眠中は何もできないので、つい無駄な時間と思いがちですが、決してそうではありません。脳や体が本来の力を出し切って、結果をきちんと出すためには、充分な睡眠が必要なのです。

健康な人の場合、睡眠中に、深い眠りであるノンレム睡眠と、浅い眠りであるレム睡眠を約90分ごとに4～5回繰り返します。眠りについてから約3時間は副交感神経が優位になるため、ノンレム睡眠の時間が長くなります。そして朝が近付くにつれて、交感神経が優位になり、レム睡眠の時間が長くなって目が覚めます。この、ノンレム睡眠とレム睡眠がバランスよく保たれているのが、質のよい睡眠だと言えます。

質のよい睡眠をとるカギは、就寝前の行動にあります。スムーズに深い眠りに入れるように、**就寝前に副交感神経を高める**ことが大切だからです。

それはとても簡単なことです。

❶寝る前に、布団の上に座って目を閉じる
❷そのまま両手を頭のてっぺんに軽く置く
❸頭の上、顔、首のつけ根までをゆっくり、やさしく指先でトントントンとタッチする

これは、ベトナム戦争後、アメリカ兵のＰＴＳＤの治療にも使われていた方法です。こうしたちょっとしたことで、副交感神経を高めることができます。

さて、「ベストな睡眠時間はどれくらいだろう?」と思う方もいるかもしれません。イ

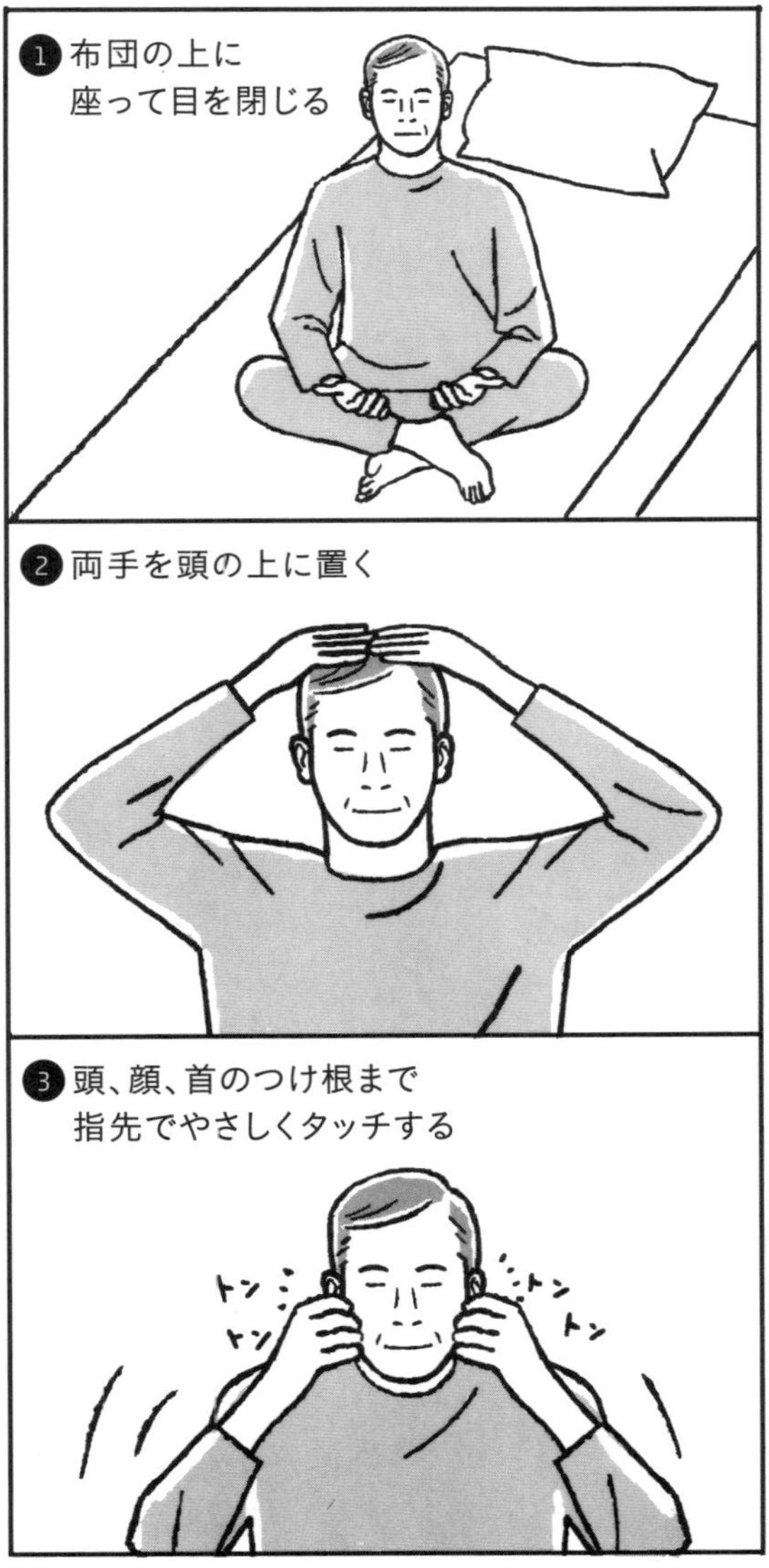
❶布団の上に
座って目を閉じる
❷両手を頭の上に置く
❸頭、顔、首のつけ根まで
指先でやさしくタッチする
トン
トン
トン
トン

ギリスのウォーリック大学の研究によると、中年以降の長時間睡眠は脳を老化させることが明らかになっています。また、寝過ぎると筋肉が過度にゆるみ、血管が過剰にゆるむため、血流が悪化します。その結果、酸素や栄養素の供給が滞るとともに、不要な老廃物や二酸化炭素が回収されず、体が痛くなります。したがって、私は、**中年以降は長時間睡眠は不要、6時間も寝れば充分だと考えます。**

おわりに

「普通に呼吸ができて、ご飯を食べられて、人は初めて笑うことができる」

毎日たくさんの患者さんと接していると、それをつくづく思い知らされます。

私自身も、「はじめに」でお話ししたように、呼吸ができなくなる経験をしました。これまで当たり前のようにできていたことが、ある日突然、できなくなる。それはとても恐ろしいことです。自分の体が、今までとはまったく違う、異物と化してしまうような感覚です。

これまで健康に生きてきた方は、病に伏している自分の姿をなかなか想像できないかもしれません。でも、本当に地獄ですよ。呼吸が満足にできなかったり、好物を食べられなかったり、自由に動き回れなかったりしたら、楽しくないじゃないですか。私は実際、病と闘う患者さんを数多く見てきています。皆さん、とてもがんばっていらっしゃいます。歯をくいしばりながら、自由を取り戻すために努力しています。そうした姿からは、多くの勇気をいただきますが、その裏には患者さんご自身の地をはうような苦しみがあるのも事実です。

でも、だからこそ私は言いたい。

今ならまだ、やり直せます。この本のページを自由にめくり、目で読んで、頭で考える力があるあなたなら、充分やり直すことができます。

スクワットは、自由に動ける軽やかな肉体、病気を遠ざける健やかさ、そして人生に前向きになれる心をもたらしてくれる、素晴らしいものです。

この本を読み終えた瞬間から、スクワットを始めてください。そうすれば、人生を100%、きっと元気に、自分らしく過ごすことができます。

2017年9月

小林弘幸

ブックデザイン　小口翔平＋三森健太＋岩永香穂（tobufune）
イラスト　山口正児
構成　森本裕美

［著者紹介］
1960年埼玉県生まれ。順天堂大学医学部教授。日本体育協会公認スポーツドクター。自律神経研究の第一人者として、プロスポーツ選手、アーティスト、文化人へのパフォーマンス向上指導にかかわる。『なぜ、「これ」は健康にいいのか？』『自律神経を整える　人生で一番役に立つ「言い方」』『聞くだけで自律神経が整うCDブック』など、著書多数。

死ぬまで歩くには
スクワットだけすればいい

2017年10月25日　第１刷発行
2018年８月30日　第12刷発行

著　者　　小林弘幸
発行者　　見城 徹

発行所　　株式会社 幻冬舎
〒151-0051　東京都渋谷区千駄ヶ谷4-9-7
電話　　03(5411)6211(編集)
03(5411)6222(営業)
振替　　00120-8-767643
印刷・製本所　近代美術株式会社

検印廃止

ISBN978-4-344-03197-5　C0095
幻冬舎ホームページアドレス　http://www.gentosha.co.jp/

この本に関するご意見・ご感想をメールでお寄せいただく場合は、
comment@gentosha.co.jpまで。